なぜ、あなたの
病気は
治らないのか

西洋医学の
限界

医師／東京大学大学院医学部客員研究員
岡部哲郎

アスコム

不満と不安を抱えたまま
病院へ通い、
薬を飲み続けるあなたへ

はじめに

◆私もかつて「原因不明の病」に倒れた

私は高校に入学して間もない春のある日、原因不明の病《やまい》に倒れ、病院に運び込まれました。もともと虚弱体質《きょじゃくたいしつ》というわけではなく、体調不良の自覚症状もなかった。そんな私をいきなり襲《おそ》った、本当に突然の出来事でした。

驚いたのは、その病気に病名がつかなかったことです。腎臓《じんぞう》が悪くなっていることは明らかなものの、なぜそのような状態になったのかがわからない。だから、治療手段がありません。医者はどうすることもできません。もちろん、症状は良くなりません。

先行き不透明のなか、私は長期の入院生活を強《し》いられることになりました。

原因や治療手段が不明ゆえに、薬を飲むわけでもなく、外科手術が行われるわけでもなく、ただただベッドの上で寝ていました。医者はどうしたらいいのかがわからないので、とりあえずとばかりに、食事制限や運動制限を課してきます。

なんの病気かもわからないのに、なぜそんなことをする必要があるの？

食事や運動を制限したら、この病気は治るの？

多くの疑問を感じながらも、患者にとって医者は絶対的な存在だったので、その指示に従うしかありませんでした。

そして、半年ほど経ったあたりでようやく体調が良くなり、退院することができました。食事制限や運動制限が効いたわけではありません。もちろん、最後まで病気の原因も、良くなった要因もわからないままです。

この一件を機に、私はひとつの真実を知ることができました。
治療法のない病気というものがこの世には確実に存在する。
医者がすべての病気を治せるわけではない。

同時に、こんな思いが芽生えました。

ならば自らが医者になって、病気を完全に治す方法を見つけたい！

こうして私は、東京大学医学部の門を叩いたのです。

◆抗がん剤の新薬開発に没頭した東大病院時代

私の目的は地位でも名誉でもお金でもなく、どういう病気がどんな原因で発症しているのかを突き止め、その治療法を確立させること。興味はそこにしかありませんでした。

病気という強敵に戦いを挑むのなら、大物であればあるほどいい。そんな考えが根底にありましたので、当時の致死的な病気としてもっともポピュラーだったがんをターゲットにすることを決意。抗がん剤の開発・研究にまい進しました。

結論から言います。

長年の研究の末、一定の成果を上げることはできました。学会で高く評価される新発見もたくさんありました。

しかし、がんを完全に治す薬の開発には至りませんでした。医局内の派閥《はばつ》闘争に巻き込まれて満足に研究できない状況に陥《おちい》るなど、やりきれない思いを抱えることもしばしば。高校生のときに「病気を完全に治す方法を見つける」という高い志《こころざし》を持ってこの世界に入ってはきたものの、なかなか思い通りにはいきませんでした。

そんなおり、私に人生の転機が訪れます。バイオテクノロジーのエキスパートである医療関係の知人に、漢方を勧《すす》められたのです。

「僕の親友に漢方のプロがいる。ものすごくできる人なので、会ってみませんか?」

当時30代後半だった私は、まだ「中医学」(中国伝統医学)に否定的な考えを持っていました。もちろん、目の前で実証されたものでないと信用できないからですが、そもそも専門外の分野なので本質を知る由《よし》もありません。

漢方薬なんて本当に効くの?

これが紛《まぎ》れもない本音でした。

◆あるアルツハイマー患者との出会い

しかしその一方、**自分の知らない医療に触れてみたい**という思いもありました。病気を完全に治す方法を見つけるのが私のいちばんの目的。そこに近づく可能性が少しでもあるのならば、無視を決め込むわけにはいきません。

私は半信半疑のまま、知人が〝漢方のプロ〟と敬意を払う台湾人ドクターのクリニックを訪れました。

診療の様子を見学させてもらいます。

驚きの連続です。

日を変えて何度か足を運びましたが、そのたびに西洋医学の常識からは想像もつかない治療法を目の当たりにします。
そしてなによりビックリしたのが、治療を受けた患者さんがみるみるうちに良くなっていくことです。

ある日、アルツハイマー型認知症を発症した高齢女性が来院しました。毎日夜になると家を出て徘徊《はいかい》してしまうとのこと。ご家族もずいぶんと悩まれていました。

先生はその女性の状態を診て、漢方薬を処方します。そして、それをしばらく飲み続けるように伝えました。

すると数カ月後、その**女性の徘徊が完全に止まった**というのです。これは、薬が効いたからにほかなりません。**徘徊していた人を元に戻すという概念は、西洋医学の世界には存在しない。**あまりの衝撃に、度肝《どぎも》を抜かれました。

これ以外にも、がんやリウマチをはじめ、さまざまな病気に対して漢方薬が効果を発揮する様を、自分自身の目で、はっきりと、確認することができました。どれもこれも、西洋医学では絶対に太刀打ちできない領域です。

「私にも同じことができますか？」

先生に尋ねます。

「できます」

先生は即答しました。

こうして私は、中医学の権威としてその名を轟《とどろ》かせる林天定《りんてんてい》一門に弟子入りすることになったのです。

◆西洋医学を凌駕した医療

医療はサイエンスであり、サイエンスは再現可能なもの。誰がやっても同じことができなければなりません。

逆に言うと、誰もが同じことをできれば、その医療は紛《まご》うことなきサイエンスであり、本物ということです。

私は先生に教えを乞《こ》い、それに加えて中国から書物を取り寄せて独学で中医学を勉強し、自分の患者さんにも漢方薬を処方するようにしてみました。

ひとこと、よく効きました。

とくに、認知症の患者さんへの効果はてきめんでした。記憶力、理解力、論理的思考力が改善され、以前よりもみんな頭がシャープになるのです。

先ほど挙げた例のように徘徊が止まった方もいれば、最初の受診時に**受付で満足に受け答えすらできなかった方が、数週間後、私に対して「先生、今日は顔色がいいね」という言葉を口にしたこともありました。**

これ以外にも、西洋医学の常識では考えられない、奇跡的な現象がいくつも起こりました。なかには、膠原《こうげん》病やリウマチなど、難病と言われる病気が完全に治った方もいます。

もうそこに、漢方に懐疑《かいぎ》的《てき》だった私はいません。

中医学は西洋医学を凌駕《りょうが》する――そう確信しました。

医者としてのスタンスが180度変わった瞬間。そう表現してもいいでしょう。

◆だから、あなたの病気は治らない

西洋医学は、対症療法の医療です。悪くなった部分を取る、あるいは新しいもの、代用品になるものと取り換える、という外科的領域には一定の評価を与えることができるものの、**薬を使った治療に関してはその限りではありません。率直に言って、不得意分野**です。

病状の進行を抑える。
痛みを緩和《かんわ》させる。
これが精一杯。西洋医学の薬を飲んで、病気になる前の健康体に戻すことはできません。正直、一時しのぎであり、ごまかしの道具にすぎないのです。

これに対し、中医学は「根治治療」を可能にする医療です。漢方薬を飲むことによって病気を完全に治し、健康体を取り戻すこともできます。

しかも、**最大の長所は、良くなったあとに薬を飲まなくても健康体を維持できる**点。ここが、難病を患《わずら》ったら死ぬまで薬を飲み続けることを強要される西洋医学との大きな違いです。

西洋医学と中医学の両方を学んできた私だからこそ、気づけたこと、知っていることは多々あります。両者の特徴、長所・短所は熟知しているつもりです。

そんな私が、皆さんに声を大にしてお伝えしたいことがあります。

それは……。

西洋医学には限界がある、ということです。

こと病気を治すという点においては、中医学にはるかに後れを取っています。

それは間違いありません。

しかし、この事実を知ってもなお、頭痛がしたら痛み止めを飲み、血圧が上がったら降圧剤を服用し、冬場が近づいたらインフルエンザワクチンを打つことをやめない方が、大勢いるのでしょう。

だから、あなたの病気は治らないのです。

こうして本書を手に取り、読んでいただいたのもなにかのご縁。ぜひこれをひとつのきっかけに、「病気を治す」ということを真剣に考えてみてください。そして、「医療＝西洋医学」という誤った認識を捨て去ってください。

限界を知り、新たな可能性に目を向ける。

これを実践《じっせん》しなければ、人はいつまでも変わることができません。

我が国は、人生80年からいっきに人生１００年の時代に突入しようとしています。末永く、心身ともに健《すこ》やかな生活を送れるようにするためにも、いま一度、ご自身にとってベストの医療とはなにかという問題について、意識を向けていただければと思います。

岡部哲郎

第2章 それでもあなたは絶望しなくていい

第3章……中医学に頼るべき病

第4章……一生健康に長生きするための心得

第１章

医者があなたの病気を治せない
これだけの理由

老化現象は老眼から。放っておくとすべての内臓がダメになる

◆老化のスピードは抑えられる

老いに対する考え方は十人十色《といろ》でしょうが、多くの方は、年をとっても若々しく健康的でいたいと思っていることでしょう。そして、できるだけ長生きをしたいというのも本音のはずです。

では、それを実現しようではありませんか。

適切な漢方薬を服用していれば、老化のスピードを抑え、健康体を維持してくれます。

さすがに不老不死というわけにはいきませんが、なにもしないよりも、西洋医学の薬を飲み続けるよりも、漢方薬を飲んだほうが長寿とアンチエイジングをたぐり寄せることができるのです。

個人差はあるものの、早い人では不惑《ふわく》を迎えるころから老眼の症状が出はじめます。近くにあるものが見えにくくなる――。この老眼こそが、老化現象のスタートとお考えください。

以後、心臓や胃腸など、だいたい10年周期でほかの内臓の機能が弱まっていきます。そして、肺がやられ、脳がやられ、最終的にすべての内臓がダウンして、老衰《ろうすい》に至ります。

だから、老眼になったことを自覚した方が長生きをしたいのなら、積極的にアンチエイジング対策をとったほうがいいのです。放っておいたら、あっという間に老化は進みます。

◆脳を活性化させ、「寝たきり」をブロック

まず意識していただきたいのは、脳の老化を抑制すること。脳はすべての内臓をコントロールする役割を担っていますので、脳がおかしくなったら、同時に内臓もおかしくなります。

危険なのは精神安定剤を飲んでいる方です。**精神安定剤は脳の働きを抑えてしまう作用があるので、寝たきりや痴《ち》ほう症になりやすい。**そうならないためには、脳を活性化させなければなりません。

いわゆる〝頭の体操〟は効果的ですし、脳のエイジングをブロックしてくれる漢方薬もあります。

先ほど、老眼が老化現象の最初のステップとお伝えしましたが、視神経が老化していくと、ゆくゆくは緑内障を引き起こします。最悪は失明につながるケースもありますので、ケアを怠《おこた》らないようにしましょう。

なお、効果的な緑内障対策や漢方薬については、148頁に詳しく記してありますので、そちらをご覧になってください。

これ以外にも、心臓、胃腸、肺、筋肉、骨など、体を構成するあらゆる臓器や組織の老化を抑えてくれる漢方薬は存在します。

西洋医学の薬は、どこかが悪くなったときに飲むものですが、漢方薬は健康時に飲むことによって、機能の向上やサポートの役割も果たしてくれるのです。

◆50歳を過ぎたら血栓に注意

もうひとつ、代表的な老化現象として挙げられるのは血管の老化です。50歳未満であれば、血管は正常な状態でいられるのですが、**50歳を過ぎたあたりから機能が低下しはじめ、内部に血栓《けっせん》(タンパク質)ができやすくなります。**

若い人の血管には、これを取り除ける作用があるので心配いりません。

しかし、老化現象がはじまった血管はそれができなくなる。結果、血管が細く、狭くなる。詰まりやすくなる。

これがいわゆる動脈硬化です。動脈硬化は、心筋梗塞《こうそく》や脳梗塞に直結するので要注意。ほったらかしにしておくと、取り返しのつかないことになります。

この血管の老化に対しても、効果的な漢方薬はあります。血管内に分泌《ぶんぴつ》されるタンパク質分解酵素《こうそ》を増やしてくれるもので、50歳を過ぎてからそれを飲んでいれば、血管障害をともなう病気にはまずならないと言われています。

これらアンチエイジング系の漢方薬は、個々の体の状態に合わせて何種類もの生薬《しょうやく》を組み合わせて調合されます。原則オーダーメイドとなりますので、興味のある方は漢方内科や漢方薬局で相談してみてください。

薬を飲み続けても治らない、たったひとつの理由

◆待合室にいる〝いつものメンバー〟

病院の待合室や休憩所で、顔なじみのお年寄りが談笑しているシーンを見かけることがあると思います。

「あら、○○さん、久しぶり」

「なに言ってんの？　先月もここで会ったじゃない」

「そうだったかね（笑）」

「お互い常連なんだから、忘れないでよ（笑）」

例えばこんな会話のやり取りが耳に入ってきたら、ほほえましく感じるかもしれません。

しかし、よくよく考えると、このシチュエーションの異常さに気づかされます。**何度も同じ病院で顔を合わせているということは、彼らの病気が治っていないことを意味する**からです。

1年経っても2年経ってもメンバーがほとんど変わらない。

これはすなわち、その病院の無能さを、恥ずかしげもなく世間にアピールしているにほかなりません。

◆次々に新薬が出るのはなぜ？

「はじめに」で述べたように、西洋医学は対症療法の医療です。薬の目的は、痛みを和《やわ》らげたり、体に害を与える成分の数値を下げたり、症状が悪化するスピードを遅らせたりすること。根本からその病気を治すことはできません。

しかも、新薬が次から次へと開発されています。この事実を逆説的に考えると、それまで使われてきた薬は品質的に劣っていたということであり、現在進行形で常にベストの薬がつくり出せていないということです。

たいした効果が期待できず、病気が治ることはなく、そのうえ副作用のリスクも抱えている。それが西洋医学の薬の実態です。

だから、いくら飲み続けても治らないのです。

一生治らない病気だから、薬を飲み続けるしかない。

多少でも体が楽になるから、薬を飲むと安心する。

そんな考えはすぐに捨ててください。**治らないのに薬を飲み続けるのは、百害あって一利なし。時間と、お金と、体力の無駄です。**

◆西洋医学の薬は、よくて現状維持

漢方薬は、さすがに万能と言うことはできないものの、西洋医学の薬では対処しきれない病気を治すことができます。西洋医学の薬を飲み続けたら、よくて現状維持。でも、漢方薬を飲み続ければ、不調だったことがまるで嘘《うそ》だったかのように、体が元気になることもあるのです。

このような差が発生する要因は、医学そのものに対する両者の考え方の違いにあります。

西洋医学の基本スタンスは、目に見えるもの、数字で証明できるものがすべて。

原因がわからない病気には対処しようがない、原因がわかっても対処法が確立されていなければお手上げ、というふうに考えます。

良くならなくても、悪化するのを少しでも食い止められる方法があれば採り入れる。そんな方針を医療現場の最前線で体現しているのが、ほかならぬ薬です。

これに対し中医学は、年齢や性別、体型や体質などをトータルで診て、ベストの対処法を探っていくことを念頭に置いています。だから西洋医学では病名のつかない病気でも対処することができ、その**症状にマッチした漢方薬を飲み続けることで、症状の改善を図ることができる**のです。

飲み続けて治る薬と、治らない薬のどちらを選ぶべきか？

その答えに、あえて言及するまでもないでしょう。

治せない 03 理由

「3分診療」で医者にわかることはゼロ

3時間も待つ価値はあるのか

日本の病院は、受付を済ませてから診察に至るまでの待ち時間が長いことで有名です。とくに、大学病院に代表される大病院ほどその傾向は顕著《けんちょ》。1時間待ちはざらで、2時間待ち、3時間待ちというケースも少なくありません。皆さんも、待合室でイライラした経験は必ずお持ちでしょう。

ただでさえ待ち時間が長いのに、それに反比例するかたちで診療時間が極端に短いのも大病院の大きな特徴と言えます。それが常態化してしまっていることを揶揄《やゆ》し、昭和の時代から「**3時間待ちの3分診療**」という言葉が、患者さんのあいだで囁《ささや》かれてきました。

現在は、ネット予約を導入する病院が増え、厚生労働省がかかりつけ医師制度の普及を促進《そくしん》するなど、待ち時間対策は講じられてきていますが、診療時間の短さに関しては、今も昔も変わりません。「3分診療」がスタンダードになっている病院は、そこかしこに存在します。

◆問診時間が短い病院には、近寄らないほうがいい

たったの3分間で、患者さんのなにがわかるのか？

あえて大げさに言えば、**なにもわかりません。ゼロです。**

人間の体はそんなにシンプルにできていない。痛みが出ている場所と、その原因となっている場所が異なったり、短時間で発する患者さんの訴えが病気の原因

に大きく関係する話ではなかったり、というケースはままあります。

もしも、**診断結果がどんぴしゃりだったら、それは単なるラッキーか、病気のパターン認識が上手な医者かのどちらか**でしょう。

医療の生命線は問診《もんしん》です。本気で病気を完治させようと思う医療であれば、問診にこそ時間を割かなければなりません。

中医学では、生活環境なども病気の原因を探る重要な情報ととらえていますので、私の場合、初診の患者さんであれば1時間近くかけて問診を行い、徹底的に話を聞きます。でなければ、真実にたどり着くことができないからです。

3分診療は言語道断。

あなたが通っている病院がそうであったら、すぐに利用するのをやめ、問診に時間をかける病院を探すようにしてください。

治せない 04 理由

検査結果を重視する医者には任せるな

◆あなたの感じた〝違和感〟こそが病気のサイン

前項で「患者さんの訴えが病気の原因に大きく関係する話ではなかったり」と書きましたが、これはあくまで3分診療を前提にした話。短い時間で医者が聞けることは限られており、そのわずかな情報だけで100％の正解にたどり着くことは難しいということを示す例として、取り上げました。

しかし、医者がもっとも重視しなければならないのは、一にも二にも患者さんの訴えです。体の調子の悪いご本人こそが、その症状の種類や程度をいちばんよく理解しています。**見た目におかしくなくても、患者さんがおかしいと言ったらおかしい**のです。どこかに、その不調をきたす原因があるのです。

中医学には「未病」という考えがあります。病名を特定できる病気の発病には至っていないものの、その一段階手前で体の調子が悪くなっている状態を指す言葉です。

放っておくと大きな病気につながるリスクもあるので、ここで病気の進行を食い止めんと、患者さんからしっかり話を聞き、適切と考えられる処置を施《ほどこ》す。

それが中医学の基本スタンスです。

よって私は、触診《しょくしん》や視診《ししん》から推察されることと、患者さんの訴えが異なる場合は、原因を特定すべく時間をかけてじっくり話を聞くようにしています。

◆〝とりあえず〟で薬を出せる医者

これに対し、西洋医学に「未病」という概念はありません。目に見えてわかるものがすべて。**原因がわからなければ、病気扱いはされません。**なかには、検査結果に異常が見られないと、「病気ではないので安心してください」と平然と言ってのける医者もいるくらいです。

さらに、こんなあり得ない行動に出る医者も。

「とりあえず、お薬を出しておきますね」

とりあえず、とはどういうことなんでしょう？

原因がわからないのに、なぜ薬を出せるのでしょう？

患者さんは、体に違和感を覚えているから病院に来ているのに、「病気ではない」と言いきり、そのうえ「薬を出す」なんて……。

私にはとうてい理解できません。

患者さんの訴えよりも検査結果を重視する医者には任せるな！

そんな医者、病院とは、いますぐにおさらばしましょう。

漢方薬の知識は医者より薬剤師

◆医者が薬に詳しいのは当たり前。本当？

皆さんが体に不調を感じ、病院を訪れたとします。仮に、内科を受診したとしましょう。

大きな病院でも、近所のクリニックでも、まずは渡された問診票に書かれている質問事項に対する回答を記入し、いったん受付に提出。医者がそれを見ながら問診を行い、視診や触診を経て症状や病名を診断するという流れが一般的です。

そして、たいていは会計時に受付で薬の処方箋《しょほうせん》を渡されます。

処方箋を受け取った患者さんは、病院併設《へいせつ》あるいは近隣の薬局に行って、薬を処方してもらいます。

薬を出すのは薬剤師です。

薬剤師は、自らの判断ではなく、医者の指示通りに薬を用意し、効能・効果、用法・用量の説明をしながら患者さんに渡します。ここで、医者の判断を覆《くつが》すようなことは基本的にはしません。

万一、医者が処方箋に記した薬の種類に疑問を覚えたとしたら、薬剤師は確認をとることが義務付けられています。ですが、せっかくの指摘もむなしく、薬の過剰投与につながったケースもあったと聞きます。

医師国家試験に、薬に関する問題はたくさん出題されますので、医学生たちは薬について一生懸命勉強します。

晴れて合格したあとも、医者として薬に精通している必要があるので、情報収集は怠れません。

医者が薬に詳しいのは当たり前。だから、薬のプロフェッショナルである薬剤師に対しても、明確に指示を出せるのです。

◆付け焼刃の知識しかない医者

しかしこの構図には、ひとつの重大な欠陥《けっかん》が含まれています。

それは、**医者が熟知しているのは西洋医学の薬に限られる**、ということです。

日本の医学界は、明治政府が西洋医学中心の医療体系をつくることを推奨《すいしょう》し、1874年に医師国家試験制度を定めて以降、それまで中核を担っていた中医学は、脇に追いやられる格好になってしまいました。

20世紀後半になって漢方が見直される風潮が強まり、21世紀に入ってから医学教育のカリキュラムに漢方薬に関する内容が加わったものの、状況は大きく変わりませんでした。

いまだに我が国の医学界は、西洋医学を中心に回っています。

厚生労働省が任命する医師国家試験委員は西洋医学の専門家だけ。

よって、試験に漢方に関する問題が出題されることはない。

ゆえに、医学生たちは漢方についてほとんど勉強しない。

これが現状です。

つまり、**この日本に存在する医者のほとんどが、漢方のことをよくわかっていない**ということ。にもかかわらず、付け焼刃の知識で漢方薬を患者さんに飲ませる医者が後を絶ちません。

漢方薬には、適切な飲み方があり、また副作用が発生する場合もあります。

その特徴やメカニズムを理解していない人が出した薬を飲むということが、いかに危険であるかがおわかりいただけるでしょう。

◆頼るなら医者より薬剤師

一方、薬剤師国家試験には、漢方に関する問題が必ず出題されます。薬学生たちは、西洋医学の薬のみならず、漢方薬についてもしっかり勉強しなければなりません。当然、医学生よりも漢方に詳しくなるわけであり、この関係はお互いが試験に合格したあとも続きます。

そう、一部の例外を除き、**漢方に関する知識は、医者は薬剤師に遠く及ばない**のです。

漢方薬のことを詳しく知りたかったら、医者よりも薬剤師に聞くべきなのです。

この「一部の例外」とは、私のように漢方を専門にしている医者のこと。西洋医学一本の医者は、漢方についてはほぼなにも知らないと考えて構いません。

皆さんがもし、漢方薬に興味を持ち、正しく服用したいと思ったら、漢方外来を掲げている内科医か、漢方薬局を経営している（あるいは従事している）薬剤師のもとを訪ねてください。

がん早期発見率が上がっても死亡者数は増加していた

◆早期発見でも喜べない事情

がんの早期発見、早期治療が重要であると叫ばれるようになって久しく、一定の年齢を超えると、さまざまな部位のがん検診を受けることが推奨されています。

皆さんも会社や自治体を通して、あるいは個人的に、定期的にがん検診を受けていることでしょう。

がんの早期発見は、決して悪いことではありません。診断精度も一時代前に比べ各段に上がり、早期発見率は上昇しました。

しかし、その裏に喜べない現実が潜んでいることをご存知でしょうか？

実は、**がんの早期発見率が上がっているにもかかわらず、がんによる死亡者数も死亡率も、数字の増加に歯止めがかかっていない**のです。毎年毎年、がんによって亡くなる方は増えています。

◆増える「がんによる年間死亡者数」

論より証拠、こちらをご覧ください。1年間のがんによる死亡者数と死亡率（人口10万人に対する死亡者数）を知ることができる、国立がん研究センター発表の「人口動態統計によるがん死亡データ」です。

統計は1958年からはじまり、年齢性別に加え、胃がん、肺がん、大腸がんなど、部位ごとに詳細に調べられているのですが、すべてを掲載することはできませんので、ここでは男女合計、全年齢、全部位について、2000年、2010年、直近の2017年の推移状況を見ていきます。

【がんによる年間死亡者数と年間死亡率（対人口10万人）】

２０００年	29万５４８４人	２３５・２％
２０１０年	35万３４９９人	２７９・７％
２０１７年	37万３３３４人	２９９・５％

国立がん研究センターも厚生労働省も、日本は高齢化が進んでいるから、がん云々《うんぬん》に関係なく、亡くなる方が多くなるのは仕方がないことと主張します。高齢者を除けば、減少傾向にあると。

果たして、これを鵜呑《うの》みにしていいのでしょうか？

私は「否」と即答します。「がん検診をしろ」「早期に見つかったらすぐに治療しろ」と、国を挙げて言っているのに、しかも、がん治療技術は年々向上していると言われているのに、がんによる死亡者数の増加を止められないのはお粗末と言うしかありません。高齢者社会であることを考慮しても、数字が減らなければ対策が奏功しているとは言えないでしょう。

私はここにも、西洋医学の限界が垣間見えると思っています。

100人中70人の男性は前立腺がん

仮に早期発見に至ったとしても、早期治療がベストであるとは限りません。

肺がん、膵臓《すいぞう》がん、胆嚢《たんのう》がんなどは、診断が確定したら治療は困難で、その後に亡くなるケースは多いのですが、なかには致死率の低いがんも存在します。

その代表格が前立腺がんです。

前立腺がんは痛みなどの症状が出ることがほとんどないため、その存在に気づくことなく、別の原因で亡くなる男性はたくさんいます。死体解剖の結果、直接的な死因とは無関係の前立腺がんが見つかるケースが多く、**１００人中70人の男性が前立腺がんになっているという調査結果もある**ほどです。

それでもなお、腫瘍《しゅよう》マーカー検査などで前立腺がんが早期発見されると、即時の手術や放射線治療を勧める医者が、世の中にはまだまだごまんといます。そのままにしておいても命を落とす可能性が低いのに、なぜそんなことをするのか？過剰医療も甚《はなは》だしいと言わざるを得ません。

結果的に患者さんは無駄な出費を強いられ、場合によっては副作用に苦しむこともあります。

がんの早期発見はベターでも、早期治療がベストとは限らない。

早期発見率が上がっても、いまの医療技術では死亡率を下げることはできない。

そのことを肝に銘《めい》じて、がんと向き合うようにしてください。

治せない 07 理由

ホルモン治療は、放射線治療よりはるかに副作用が多い

◆注目を集めるホルモン治療のホント

がん治療と聞くと、皆さんはどんなものをイメージしますか？

抗がん剤、放射線治療、外科的手術（切除）が、がんの三大療法と言われていますので、これらを真っ先に思い浮かべた方は多いことでしょう。

それ以外にも、免疫療法や遺伝子療法など、さまざまな治療法が存在します。なかでも近年注目を集めているのがホルモン療法です。

ホルモン療法は、性別、症例別に応じたホルモン剤を投与することによって、がん細胞の増殖を抑えることを目的とした治療法で、男性の場合は前立腺がん、女性の場合は乳がんに対しておもに用いられます。

「ホルモン」というと、なんとなく自然的な印象を抱き、放射線のような化学的な治療法よりも体に良さそうと思いませんか？
副作用や後遺症は少なさそうな気がしませんか？

しかし、実際は違います。
ホルモン療法は放射線治療よりもはるかに副作用が多いのです。

◆不眠症を引き起こす抗男性ホルモン剤

具体例を挙げるときりがありませんので、代表的なものだけを紹介しましょう。
男性の前立腺がんでもっともよく使われる、抗男性ホルモン剤の「カソデックス」。これを体に入れると、夜間頻尿《ひんにょう》、貧血、白血球減少、血小板減少、肝機能障害、腎機能障害などの**重大な副作用を引き起こす可能性**があります。

なかでも悩ましいのは夜間頻尿で、夜中に何度も目覚めてしまうために不眠症にも直結。十分な睡眠がとれず、かえって体を弱めかねません。

「リュープリン」というホルモン剤の一種もくせもので、私はこの薬を使用したあとに骨髄《こつずい》異形成症候群を発症し、重度の貧血や白血球減少を引き起こしている患者さんを診たことがあります。

輸血を行わないと死に至るほどひどい状態で、輸血ののちにすぐに漢方薬による中医学の治療法に切り替えました。

治療の結果、この患者さんの白血球は正常値に戻り、ヘモグロビンも上昇して、輸血しなくても生活できる状態にまで回復しました。

漢方薬が効いて、骨髄の造血機能が回復したのです。

◆乳がんのホルモン療法は、重い副作用に注意

女性の乳がんに対しては、「タモキシフェン」というホルモン剤が使われることが多いです。

これを投与すると、のぼせ、ほてりなどを感じる状態、いわゆる「ホットフラッシュ」を引き起こす場合があります。

ほかにも、無月経・月経異常、血栓症、子宮体がん、子宮内膜症の増加など、重篤《じゅうとく》な副作用が発生する恐れがありますので、十分に注意が必要です。

男性も女性も、がんを治療するために体に入れたホルモン剤が、求められた役

割以外の悪い働きをしてしまう。

これがホルモン療法の怖さであり、この治療法が抱える大きなマイナス要素だと私は考えます。

これが実態なのにもかかわらず、ホルモン療法を勧める医者は確実に、しかも多数存在します。

その際に、重大な副作用があることを知らされないケースがあるからたちが悪い。治療を開始して間もなく、放射線治療よりもはるかに重い副作用に悩まされることになるでしょう。

ホルモン療法を行うと、ほぼ例外なくＱＯＬ（生活の質）の低下を招きます。

がんを治療する際、なるべくホルモン療法は功罪を考慮して、慎重に選択するようにしてください。

80歳を過ぎると血圧を下げても死亡率は下がらない

◆上が140を超えたらすぐ降圧剤、は愚の骨頂

高血圧は万病のもとだから、できるだけ血圧は下げたほうがいい。

そう考えている方は多いと思います。確かに、血圧の高さと死亡率の高さは比例関係にありますので、この認識は間違っているとは言えません。

しかし残念ながら、血圧に関する正しい知識を持っている方は、あまりに少ない。私のクリニックを訪れる患者さんの話を聞くたびにそう感じます。

現在は**上が140、下が90を超えると高血圧と診断されますが、多少オーバーした程度ですぐになにかの病気になるわけではありません。**そもそも血圧の数値は1日を通じて上下動を繰り返すものであり、測定したタイミングがたまたま高

い状態だったというケースもありえます。

よって、血圧の高い低いに一喜一憂する必要はありません。ましてや、上が140を超えたらすぐに降圧剤を飲むという行為は愚《ぐ》の骨頂です。**血圧の上昇よりも、薬を飲むことによって生じる可能性のある副作用のほうが、はるかに危険**であるとお考えください。

◆血圧は上よりも下。110を超えると危険

また、血圧は下げればいいというものでもありません。下げすぎると発病率が上昇する病気も存在し、例えば上が85以下になると心臓疾患のリスクが増加します。2013年には、下が70を下回ると脳萎縮《のういしゅく》が起こりやすくなるという報告も出されました。

このように、血圧が低すぎると発病率が上昇する現象を「Jカーブ現象」と呼びます。高血圧になりたくない気持ちはわかりますが、下げすぎはかえって危険。高血圧を恐れるあまりに降圧剤を飲みすぎて「Jカーブ現象」を引き起こしたら、それこそ本末転倒です。

それから、血圧というと上の数値ばかりを気にする方が多いですが、実は、重要なのは下の数値ということも覚えておきましょう。

上が140を超えたからと言っても、あたふたしなくて大丈夫。でも、下が90を超えたら、さらなる上昇に注意してください。

もしも下が110を上回ったら危険信号。**下が110以上は重症高血圧という扱いになり、脳卒中が起こりやすくなります。**その際は迷わず降圧剤を服用するようにしましょう。

逆に言うと、重症高血圧の場合を除き、むやみに降圧剤に手を伸ばしてはいけないということです。

◆高齢者の高血圧はむしろ自然

血圧を見る際には、年齢についても考慮する必要があります。

人間は年をとるにしたがい血圧が上昇していくものなので、ご高齢の方が高血圧なのは自然のことと覚えておいてください。**70歳以上であれば、上160、下100までは正常値**と考えていただいて結構です。

さらに、80歳を過ぎると、血圧を下げても死亡率の低下にはつながらないことが明らかになっています。高血圧の方と正常値の方を比べても、脳卒中や心筋梗塞になる確率はほぼ一緒。副作用のことを考えれば、降圧剤はむしろマイナス要素にしかならないのです。

にもかかわらず、降圧剤を処方したがる医者は世の中にたくさんいます。

「血圧は上が145とちょっと高めですね。まず、食事の際には塩分をなるべく控えるようにしてください。あとは、お薬を飲みながら血圧を下げていきましょうね」

本当に薬を飲む必要があるのでしょうか?

実際に降圧剤が必要なのは、慢性的に高血圧状態にある方、あるいは下の数値が110を大きく上回っている方です。

あなたの年齢、血圧を測定した環境や状況などに目を向けず、数値だけを見てほいほいと降圧剤を出す医者はまったく信用できません。

治せない 09 理由

女性は「コレステロール値」が高いほど長生きする

◆常識が覆ったコレステロール値

前項で触れた血圧と同様に、多くの方はコレステロール値を気にします。健康診断の結果が返ってきて、おそるおそる数値をチェック。標準値なら安堵。高ければ落胆。皆さんの姿が目に浮かびます。

コレステロール値が高い状態（脂質異常症）が続くと動脈硬化が促進され、脳梗塞や心筋梗塞などが起こりやすくなります。

コレステロール値が著《いちじる》しく高い場合は、薬を飲んで数値を低下させる。長らくこれが最適解とされてきました。

しかし、医学の常識は時代の流れとともに変わっていきます。新たな発見があり、それまで正しいとされてきたことが間違っていたという事実が判明。そんなケースも珍しくありません。

コレステロール値に関しては、ノルウェーの研究機関が２０１２年に行った発表によって、これまでの常識が覆されました。

男性は、コレステロール値が高すぎても低すぎても死亡率は上昇する。

その一方、**女性はコレステロール値が上がるにつれて死亡率が下がる。**

そんな、衝撃的な事実が明らかになったのです。

◆女性のコレステロール値は高くて当然

女性は更年期を迎えると、コレステロール値が上昇します。すなわち、中高年女性のコレステロール値は高くて当然で、むしろ下げるべきではないというのが、この研究チームが導き出した結論でした。

ところが、日本の脂質異常症のガイドラインでは、いまなお男女一律に扱われています。コレステロール値の高い高齢男性と高齢女性とでは、真逆の診断結果になるにもかかわらず、同様に対処するのがよしとされているのです。

これに拍車を掛けているのが、不勉強な医者の存在。自らが持っている医学の知識や常識を最新のものにアップデートできていないため、患者さんに誤った情報を伝え、不要な薬を処方することになります。

これが日本の医療界の悲しい現実です。

最新情報を仕入れる努力を怠っている医者にかかることのないよう、くれぐれもご注意ください。

解熱剤は
ウイルスを元気に、
漢方は体を元気に

◆風邪に大量の薬。本当に必要か？

咳《せき》が出て、鼻水が止まらず、体が熱っぽい。

これは風邪《かぜ》を引いたな……。

そう感じて西洋医学の医者のもとに行くと、たいていはたくさんの種類の薬が出されます。

咳止め、鼻水止め、解熱剤。さらには、薬を多量に飲むと胃が荒れるからという理由で胃薬。もう、なにがなにやらです。

ここで知っておいていただきたいのは、これらの**西洋医学の薬を飲んでも風邪は治らない**ということ。症状が多少おさまって体は楽になるかもしれないが、決して回復に向かっているわけではない。それを忘れないでください。

何度も繰り返しますが、西洋医学は対症療法の医療。症状を緩和させたり進行を抑えたりすることはできても、病気を根本から治すことはできません。

風邪を引いたときに当たり前のように処方される薬のなかで、とくに注意しなければならないのが解熱剤です。

これを飲むと、風邪を治すどころか悪化させる危険性もあります。

◆子供のインフルエンザに解熱剤で死亡するケースも

風邪やインフルエンザにかかると、なぜ熱が出るのか、そのメカニズムをご存知でしょうか?

これらはウイルスに感染して発症する病気ですが、体内に入り込んだウイルス自体が熱を発しているわけではありません。このウイルスを退治せんと、人間自身が熱を出しているのです。

熱を出すことによって、ウイルスは弱っていく。そして、徐々に症状が良くなっていきます。

解熱剤を飲むと、強制的に体の熱が下げられます。すなわち、ウイルスに対抗している戦力がダウンするということです。これがウイルスの活動の活発化を促《うなが》し、風邪の長期化につながるということは説明するまでもないでしょう。

熱が出たら解熱剤を飲む——実はこれ、間違った行為なのです。

とくに子供のインフルエンザの場合、痙攣《けいれん》や意識障害などの後遺症が残る確率が高まるだけでなく、最悪死亡するケースもありますのでご注意ください。

◆防御力をアップさせ、ウイルスを倒す漢方薬

風邪やインフルエンザなどのウイルス感染症で熱が出た場合に解熱剤を飲み、強制的に熱を下げると病気が治るまでの期間が長引く。

この事実は、さまざまな研究機関によって発表されています。

さらに動物実験によっても、解熱剤を投与されたほうが、体内のウイルスは増殖しやすくなることが証明されています。

一時的に楽になることを選んで風邪を長引かせるか。

それとも、熱を我慢して早く風邪を治すか。

なにやら究極の選択を迫られているように感じるかもしれませんが、どちらも選ばなくて済む方法があります。

あくまでこれは西洋医学における話。中医学はその限りではありません。

適切な漢方薬を服用すれば、早く熱が下がり、風邪も治癒します。

漢方薬は、「上がった熱を下げる」のではなく、「体の防衛反応を強化し、ウイルスを排除する」働きをしてくれます。

動物実験でも、**漢方薬を投与されると体内のウイルス増殖が抑えられ、残存ウイルスも減少することが実証済み**です。

熱が出たら解熱剤。この誤った常識は頭のなかから消し去りましょう。

熱が出たら漢方薬。今日からはこちらを新常識としてインプットしてください。

治せない理由 11

花粉症の薬には、「失明のリスク」がある

◆花粉症は体質の変化で発症する

1年前はなんともなかったのに、今年はちょっと鼻がムズムズするなぁ。毎年2月から3月にかけて、こんな症状を訴える方が増えてきています。そして翌年、くしゃみは出るわ、鼻水は止まらないわ、目はかゆいわ……。いわゆる〝花粉症デビュー〟に至るまでの典型的なパターンです。

花粉症は季節性アレルギー性鼻炎の通称で、くしゃみ、鼻水、鼻詰まり、目のかゆみなどがおもな症状。植物の花粉と接触することで後天的にＩｇＥと呼ばれる抗体《こうたい》が体内につくられたあと、再び同じ植物の花粉に接触する際に過剰なアレルギー反応を起こす病気で、日本ではスギ花粉が飛び交う2～3月ごろにピークを迎えます。

花粉症は体質の変化によって起こります。IgE抗体は生まれつき持っているものではなく、リンパ球の遺伝子が変化することによってつくられるもの。体内に取り込まれた花粉をリンパ球が異物と判断し、それに対抗する武器として抗体を誕生させるのです。リンパ球は対応力に富んでおり、さまざまなものに対する抗体をつくり出す力を持っています。

抗体は、できたあとに再び同じ植物の花粉と相まみえると、戦闘モードに入ります。その花粉を排除せんと、攻撃を開始するのです。これが、人間の体内で起こるアレルギー反応で、花粉症の場合は先述した各種症状が現れます。

◆花粉症は予防できる

前の年までまったく花粉に反応しなかった方が、次の年にいきなりデビューするケースもあることから、花粉症はある日突然襲い掛かってくる病気と認識している方もいらっしゃるようですが、予防法がないわけではありません。漢方薬によって、なりにくい体質にすることはできます。

冒頭の例のように、完全にデビューする前の年に、鼻がムズムズする程度の症状でとどまるケースがあるのは、花粉症が何段階かのステップを踏んだのちに発症に至るからです。

漢方薬は次のステップに行かせようとするファクター（要因）を除去する役割を担ってくれます。**漢方で体質を改善すれば、花粉症を予防することはできる**のです。

また、花粉症はあるとき突然、症状がおさまることがあります。先ほど、体質の変化によって起こる病気とお伝えしましたが、逆のパターンもあるということ。体質の変化によって花粉に対する反応のシークエンス（活動）が中断されると、生体のアレルギー過敏性が低下し、花粉に接してもアレルギー反応を起こさなくなります。

これもまた、漢方で誘導することが可能です。

◆緑内障の方は抗ヒスタミン剤で失明の恐れも

気をつけていただきたいのは、花粉症になってしまった際に、なにも考えずに西洋医学の薬を服用してしまうこと。とくに抗ヒスタミン剤を飲む場合は、細心の注意を払わなければなりません。

なぜなら、**抗ヒスタミン剤には、さまざまな副作用を引き起こす可能性がある**からです。

「飲むと少し眠くなりますが、体に大きな負担はかかりませんので、花粉シーズンのあいだはちゃんと飲み続けてください」

そう言って、抗ヒスタミン剤を処方する医者はたくさんいます。彼らは、生じる副作用など知れていると思っているのです。

ところが、現実は違います。そんな言葉をまともに受け取ってはいけません。副作用は眠気にとどまらず、めまい、倦怠感《けんたいかん》、興奮作用、痙攣、認知機能障害など多岐にわたります。

また、抗ヒスタミン剤を飲むと抗コリン作用という副作用が働くおそれがあり、口渇《こうかつ》、便秘、下痢、食欲不振などを招くこともあります。**抗コリン作用は眼圧（眼球内の圧力）上昇も引き起こす**ので、緑内障の方が飲むと、失明のリスクを高めかねません。

花粉症になって抗ヒスタミン剤を飲む際は、副作用に十分ご注意ください。

関節リウマチの原因は低気圧

◆中医学なら約80%の確率で治療に成功する

中国の人々は、西洋医学の病院で関節リウマチと診断されると、そこの病院には通院せず、中医学の病院に行って治療に専念します。

なぜか?

彼らは、西洋医学の病院では関節リウマチを治せず、中医学の病院なら治る可能性があることを知っているからです。

関節リウマチは免疫異常による炎症が関節を破壊していく病気で、30〜50代の女性が多く発症します。

中医学では古来、**関節リウマチの原因は気圧の変化による風と湿気である**とされてきて、寒冷前線と温暖前線をともなう低気圧が近づいた際に発症しやすいことがわかっていました。

治療法は、原因となる「風」と「湿」を取り除く生薬を飲むこと。初期であれば、約80％の確率で治療に成功します。

一方、西洋医学には「風と湿を除去する」という概念がないので、免疫抑制剤や抗炎症薬を投与し、病状や進行を抑えるという対症療法しか手立てがありません。当然、完治することはないうえに、副作用の危険性もともないます。

関節リウマチを治したいのなら、中医学の一択なのです。

◆痛散湯を飲むと悪化するケースも

関節リウマチには、冷えているタイプと、熱を帯びているタイプの2種類があるということを知っておくのも重要です。
冷えているタイプは、患部を触ってもまったく熱くない。
熱を帯びているタイプは、患部を触るととても熱い。
中医学の専門医が触診すれば、すぐにわかります。

これには住んでいる場所の気候が深くかかわっており、東京以西は熱、東京以北は冷、というのが大方。食生活の影響も大きく、ふだんから肉やお酒を大量摂取している人は、寒い地域に住んでいても熱を帯びたタイプが出やすいです。

関節痛に効く漢方薬としては「痛散湯《つうさんとう》」が有名ですが、これは冷たくなっている部位を温める薬ですから、熱を帯びているタイプの関節リウマチには効きません。まさしく「火に油」状態で、**飲んだらさらに痛みが増します。**よって、漢方薬を飲む場合は、症状に合ったものを探す必要があります。ご注意ください。

うつ病は「体の病気」だから漢方ならば治すことができる

◆うつ病ほど誤診の多い病気はない

うつ病は心の病で、精神科や心療内科の専門領域。

これが一般常識です。

倦怠感、不安感、疲労感、情緒不安定、不眠などを訴える方がこれに当てはまると考えられており、医者は、血液検査、ＣＴやＭＲＩ検査で体に異常がない（ほかの病気ではない）ことが確認できたうえで、これらの不調を訴えている人をうつ病と診断します。

しかし、見た目にはハキハキしていても、心が病んでいないように思えても、うつ病にかかってしまっている人はたくさんいます。

実は、肉体の症状こそがうつ病の本質。精神面だけではなく、頭痛、めまい、肩こり、便秘、下痢、食欲不振など、体の異常もきたす病気なのです。

精神科の教科書には、このような肉体の症状は仮のうつ病であると認識し、「仮面うつ病」と名付けています。

ゆえに、西洋医学の精神科や心療内科の医者は、肉体面のうつ病の症状が出ている患者さんが現れても、うつ病とは診断しません。

そう、これは紛れもない誤診。うつ病は、多くの医者がその本質を誤解している、非常に誤診の多い病気なのです。

◆抗うつ剤の重い、重い副作用

精神面の諸症状からうつ病と診断された場合でも、西洋医学に解決の道はほぼありません。
たいていは精神安定剤や抗うつ剤を処方されますが、これらを飲んでも一時的に症状がおさまるだけ。**完全に治すことは困難で、薬をやめては再発、薬をやめては再発、を繰り返す**ことになります。

さらに、多くの副作用がある点も見逃せないでしょう。
薬によっては副作用が少ないものもあるのですが、使用量が多くなると話は変わってきます。うつ病の薬は長期継続的に使用されるケースが多いので、十分に注意したほうがいいです。

よく見られる副作用は、悪心、吐き気、嘔吐《おうと》など。重篤になると、アクチベーション症候群という、精神と行動に異常をきたす状態になることもあります。不安、焦燥《しょうそう》、興奮、敵意といった感情を覚えるようになり、パニックに陥ったり、攻撃的な行動に出たりするのです。

事実、抗うつ剤使用者が殺人事件を起こした際に、「アクチベーション症候群の疑いあり」という見解が示されたこともあります。また、若年層が服用すると自殺志願者が増加する傾向にあるという報告もあります。

抗うつ剤による副作用は、重大な社会問題でもあるのです。

◆うつ病の原因は、脳細胞の栄養不足

中医学では、うつ病は心の病気ではなく、脳の神経系の細胞が障害を受けることでもたらされる、神経細胞のシステムダウンと考えます。

わかりやすく言うと、脳の神経細胞に栄養が不足している状態です。必要なのは、衰弱した神経細胞に栄養を与えてあげて、元気にさせること。すると、神経伝達

物質のセロトニンやノルアドレナリンの生成が促され、体が正常な状態に戻っていくのです。

漢方薬は栄養を送り込む役割を果たしてくれるので、神経細胞に負担をかけません。

これに対し、西洋医学の抗うつ剤は、神経細胞を無理やり動かして、セロトニンやノルアドレナリンを増加させる薬ですので、さらに負担を強いる原因になります。

同じ薬でも、その働きがまったく異なるのです。

中医学の熟練の漢方医は、うつ病の症状や患者さんの体質に合わせて、効果てきめんの漢方薬（生薬）の組み合わせを導き出すことができます。

漢方ならば、うつ病を治すこともできるのです。

治せない 14 理由

精神安定剤は いずれあなたを 認知症にする

◆体内に薬が蓄積しやすい高齢者

高齢者のなかには、複数の薬を併用して飲まれている方が多くいらっしゃると思います。異なる医療機関に通い、内科や整形外科などを掛け持ちし、それぞれでさまざまな薬を処方される。それらをしっかり管理し、用量や用法を守って飲み続けるのは大変でしょう。

薬の飲みすぎは体に良くない。
これを理解していても……。
医者に飲めと言われているから飲む。不安だから飲む。
という方がおそらく大半を占めるはずです。
その考え方はやめるようにしてください。薬の飲みすぎは薬剤起因性老年症候群という症状を引き起こす可能性があり、めまい、うつ病、不眠症、物忘れ、むくみ、便秘などに悩まされることもあります。

高齢者は腎臓や肝臓の機能が低下しているため、体内に薬が蓄積しやすい状態になっているからです。

そんな薬のなかでも、とくに気をつけたいのは睡眠導入剤などの精神安定剤です。精神安定剤としてスタンダードなベンゾジアゼピン系薬剤は、鎮静《ちんせい》作用、催眠作用、筋弛《きんし》緩《かん》作用から、物忘れが激しくなったり、動作が緩慢になったり、筋力が低下したりすることから、日常生活に影響を及ぼす可能性があります。

端的に言うと、**精神安定剤は認知症の呼び水になりかねない**ということです。

◆薬が原因なのに薬を追加する医者

医者は、患者さんに良くなってもらいたいと思っているから薬を出します。善意の医療行為です。

現在服用している別の薬の有無や種類を確認し、併用して飲んでも問題ないと判断した薬を処方します。

だから、患者さんも安心して一度に複数の薬を飲むわけです。

しかし残念なことに、薬剤起因性老年症候群の危険性を考慮している医者はほとんどいません。

原因が薬にあるにもかかわらず、なにか別の症状が出ると、また別の薬で治療しようとする。

そうやって、悪循環が生じてしまうのです。

結果、さらに健康を害することになり、ＱＯＬはどんどん低下してきます。

健康的な生活を送ることを目的に飲んでいるはずの薬が、実は不健康を誘発していた――。
これは誰にでも起こり得ることなのです。

◆不眠症は人によって、使う薬も異なるのが当たり前

中医学では、不眠症の原因は五臓六腑《ごぞうろっぷ》（中医学の概念において人間の内臓全体を表現する言葉で、五臓は肝・心・脾《ひ》・肺・腎を、六腑は胆・小腸・胃・大腸・膀胱《ぼうこう》・三焦《さんしょう》のことを指す）の異常にあると考えます。

しかも、異常のある場所は人によってそれぞれですので、どこに原因があるのかを突き止めてから治療をスタートさせるのが基本。**不眠症のときはこの漢方薬、というようなマニュアルは存在しません。**

同じ不眠症でも、寝付きが悪くなかなか眠りに入れないケース、いったんは眠

るものの途中で頻繁《ひんぱん》に目が覚めてしまうケース、長く眠ることはできるが早朝に覚醒《かくせい》してしまうケース、などなど、タイプはさまざまです。

そして、原因となる五臓六腑の病態も異なります。

原因さえわかれば、あとは漢方薬にお任せ。その原因に対応する生薬を飲むことによって、不眠症はまたたく間に改善されます。

漢方薬にも副作用は存在しますが、飲み続けて認知症を引き起こすようなことは絶対にありません。

同時に多種多様の薬を飲まれている高齢者の方、とりわけそのなかに不眠症の薬が含まれている方は要注意。すぐに西洋医学の薬から漢方薬に切り替えることをオススメします。

糖質制限が緑内障を招く

◆糖質は脂肪燃焼に必要な成分

古今東西、老若男女、とまでは言いませんが、ほとんどの方はご自身の体型を気にしており、常にダイエットのことを意識している方はたくさんいらっしゃいます。

△△制限、○○オフ、□□体操などなど、これまでメディアで取り上げられてきたダイエット方法は枚挙にいとまがありません。

そのなかでここ最近、とくに耳にするのが糖質制限ダイエットです。お菓子や果物などの甘い物のみならず、米、麺類、パンなどの主食、かぼちゃやいも類などの野菜、ビールや日本酒などの醸造《じょうぞう》酒といった糖質を多く含むものを、できる限り摂取しない方法。

これで痩せることができたという人の話をよく聞きます。

しかし、医者の立場からは決して推奨できません。単に栄養バランスが悪くなるだけでなく、**糖質は脂肪を燃焼させるために必要な成分**ですので、生活習慣病になるリスクを高めます。

また、集中力の欠如や、疲労感の増加にもつながります。

極端な糖質制限は、非常に体に悪いのです。

◆有酸素運動を加えると、緑内障を引き起こす

とくにやってはいけないのは、有酸素運動との組み合わせ。理由は後述しますが、「糖質制限＋有酸素運動」は緑内障の発症率を高める大きな要因になります。

糖質制限をしながら有酸素運動に励めば、みるみると体重を落とすことができるでしょう。痩せるということだけを考えれば、完璧なコンビネーションと言えるかもしれません。

ところが、体が受けるダメージは計り知れません。脳の神経細胞はブドウ糖を酸化して神経の活動エネルギーに変換しているのですが、糖質制限中に運動をしたあとの体内の糖質はかなり少なくなっているため、エネルギーを生み出すことができなくなります。

「糖質制限+有酸素運動」は、ガソリンの入っていないクルマのアクセルを踏むようなものなのです。

危惧されるのは、視神経へのブドウ糖の供給が低下すること。それにより視神経の活動が弱まり、やがて視神経が萎縮していきます。そして最終的には、視野欠損などの緑内障の発症に至るのです。

◆運動前には糖質の補給が必須

近年、マラソンなどの長距離ランナーが、緑内障を患って私のクリニックを訪れることが増えました。彼らは糖質をセーブして体型を細く保ち、そのうえ長時間の有酸素運動に日々精を出しています。

この「やってはいけない組み合わせ」が、視神経に大きな負担をかけてしまったことは言うまでもないでしょう。

トップアスリートが、勝つために、記録を伸ばすために、ストイックにトレーニングに励む気持ちはわかります。

しかし、体を壊してしまっては元も子もありません。激しい運動を行うスポーツ選手の寿命は、一般の人に比べて短いとされているのでなおのこと。

運動の前には、糖質を含む食事をしっかり摂る。

これは鉄則中の鉄則です。

有酸素運動自体は健康維持の観点からも悪いことではないので、ほどほどであればむしろやったほうがいいでしょう。皆さんは、毎日やるなら20分、長くても30〜40分にとどめるようにしてください。

そして、運動の前には糖質の補給を忘れずに。

肥満は解消したほうがいいですが、過度のダイエットは考えもの。なにごとも程度とバランスが大事なのです。

第２章

それでもあなたは絶望しなくていい

世界中の目がいま、西洋医学以外の医療に向けられている

◆医者の8割が漢方薬を処方する時代に

世界の医療の主流は西洋医学です。そのため、中医学や漢方薬に対しては、否定的な意見ばかりがあがっていました。

その最たる理由はこれです。

エビデンス（科学的根拠）に乏しい。

漢方薬が効くかどうかはわからない。

何千年という時をかけて臨床《りんしょう》を重ね、症状ごとにどの漢方薬が効果を発揮するかを特定し、その知識と情報を体系立てたうえで確立されたのが中医学ですので、専門家から言わせると誤解も甚だしいのですが、残念ながらこの論調が医学界のメインストリームでした。

しかし近年、その状況に変化が生じはじめてきています。

漢方薬の有効性を認め、積極的に用いる西洋医学の医者が増えてきたのです。現在では、**日本で医師免許を持つ医者の8割以上が、なんらかの漢方薬を処方するようになりました。**

西洋医学が主体ながらも、それをカバーする補完代替医療として採り入れられるケースも増え、いまや**大腸がんの手術のあとに「大建中湯《だいけんちゅうとう》」を使うことがスタンダードになりつつあります。**

この漢方薬を飲むと、術後に発生する腸閉塞《へいそく》が緩和され、退院までの日数が短くなることが科学的に証明されたからです。

◆日本の医者は恵まれている

中国は、西洋医学の医師免許と伝統医学の医師免許は分けられています。どちらか一方の医者が、もう一方の医療を行うことはありません。

そんななか、日本は医師免許が一本化されています。47頁で触れたように、明治政府が中医学を否定し、「医学＝西洋医学」とするようになった歴史があるため、医師免許は一種類しかないのです。

それでも、我が国で脈々と受け継がれてきた中医学が完全に廃《すた》れることはありませんでした。結果、ひとつの免許で両方の医学を実践できる状況ができあがったのです。

まさにダブルライセンスのかたちで、両者を専門的に学んだ私は、象徴的な存在と言えるかもしれません。

日本の医者は、この恵まれた環境を活かさない手はないでしょう。西洋医学の専門医も、もっともっと漢方薬の素晴らしさを理解し、医療現場に採り入れていくべきだと思います。

◆時代に逆行する日本の医療政策

このように、漢方薬に注目が集まり、評価されるのは喜ばしいこと。ではあるのですが、まったく問題がないわけではありません。

日本だけでなく、欧米諸国の医療関係者もその価値を認めるようになってきたため、需要が拡大しているのです。さらに近年、中国国内で伝統医学を見直す動きが強まったことが、これに拍車を掛けました。

需要の拡大は、自ずと価格の高騰《こうとう》を招きます。中国から輸出される生薬の原価が上がり、その影響を受けて値上げを余儀なくされた漢方薬もあります。

そんな状況と、政府の財源不足をこじつけて、2009年に行われた行政刷新会議の事業仕分けで、漢方薬を保険適用から外す議論もなされました（なんとか保険適用は継続される運びとなりました）。

漢方薬が見直されるようになったと言っても、まだまだすべての人々にその意識が行きわたってはいないのです。

中医学は問診が主体で、最先端の医療機器を必要としません。漢方薬が多少高くなっても、西洋医学よりも医療費がかかるわけがない。

こんな時代に逆行するような〝暴挙〟が今後は起こることなく、漢方薬に対する理解がさらに深まることを願うばかりです。

ハーバード大から火がついた「補完代替医療」の試みとは？

◆アメリカでは国民の4割が利用している

西洋医学オンリーではなく、中医学を含めたそのほかの非主流の医療を併用する「補完代替医療」に目を向けられるようになったのは、ここ最近の話というわけではありません。

1990年代にハーバード大学のデビッド・アイゼンバーグ博士が、その効果と必要性に言及したことが発端となったと言われています。

この思考はまたたく間にアメリカ中に広まり、1998年にはハーバードだけではなく、アリゾナ、コロンビア、スタンフォードら各大学の**125の医学部のうち、75の医学部で補完代替医療に関する講義が行われるようになりました。**

これもまた「西洋医学の限界」が示された事象と言ってもいいでしょう。

アメリカでは国民の約4割が補完代替医療を利用しているという報告もあり、現在は西洋医学以外の医療の長所を最大限採り入れて活用する、「統合医療」という考え方を推進する動きが勢力を強めてきています。

◆中医学に否定的な見解は、もはや時代遅れ

補完代替医療は、食事療法、サプリメントの摂取、マッサージなど多岐にわたりますが、そのなかでもとくに脚光を浴びているのが中医学であることは論をまちません。

認めたくはないけれど、認めざるを得ない。

そんな本音をこぼす西洋医学の医療関係者が多くなってきたのです。いまは**中医学に否定的な見解を示すこと自体が、時代遅れとさえ言えます。**

日本では2013年に厚生労働省が、統合医療について次のように定義しました。

「近代西洋医学を前提として、この相補（補完）・代替医療や伝統医学などを組み合わせてQOL（生活の質）をさらに向上させる医療であり、医師主導で行うものであって、場合により多職種が協働して行うもの」

これを受け、先端医療機器を必要としない中医学が在宅医療に適しているという考えが、さらに広まることになりました。

ハーバード大から火がついた補完代替医療推進の動きは、中医学の在り方を変えようとしているのです。

絶望しなくていい理由 03

米・研究チームが発見、「これ」が医学の新たな可能性

◆発見された「新たな器官」

２０１８年3月、米ニューヨーク大学などの研究チームが、「人体に新たな器官があることを発見した」として、科学誌「Scientific Reports」にひとつの論文を発表しました。その内容を簡潔にまとめると次の通りです。

・全身の細胞と細胞の間の体液（間質液《かんしつ》）で満たされた空洞を「間質」という単なる結合組織と見なしていたが、これを新たな器官として扱うべき。
・この体液は、細胞が発するシグナルを伝えたり、がん細胞を拡散したりする役割を担っている可能性がある。
・人体の器官で最大と考えられているのは体重の約16％を占める皮膚だが、この新たな器官は約20％にも達する。

・さまざまな臓器の活動や疾病《しっぺい》の要因となる体液の動きについて、再考する必要が出てくるかもしれない。

それまでの西洋医学の常識では、間質液の存在は確認していたものの、そこでなにが起きているかがわからなかったため、存在しないに等しいものとして扱ってきました。それが、研究中になんらかの輸送経路の役割を担っていることがわかり、「新発見」と銘打ってその見解を発表したわけです。

◆2000年前からわかっていた「新たな器官」の存在

私からすれば、「なにをいまさら」という感想しか出てきません。この新たに発見された器官（西洋医学でいう間質）は、中医学では五臓六腑のひとつである「三焦」という腑に相当し、その存在は2000年以上も前から認識されていました。

三焦は内臓の経絡であり、水液とエネルギーの輸送器官です。

西洋医学では、血管を通してエネルギーや栄養などが全身に送られ、リンパ管を通してリンパが輸送されるものであり、それ以外の輸送経路はないと考えられてきましたが、中医学ではすでに第三の輸送経路として経絡の存在が認められていました。

この研究チームの発表により、医学の新たな可能性が示されたかのように伝えられていますが、西洋医学がようやく、しかもほんの一部分だけ、中医学に追いついただけにすぎないのです。

見えないものを「ない」と断定してしまう医学は医学にあらず。

私はそう考えます。

伝統医学のひらめきから「抗マラリア薬」は生まれた

◆大偉業を成し遂げた女性研究者

2015年10月、世界の医学界の歴史が動きました。

抗マラリア薬「アルテミシニン」を発見した中国の女性研究者・屠呦呦《トゥヨウヨウ》氏が、ノーベル医学生理学賞を受賞したのです。

中国人が自然科学分野のノーベル賞を取るのは史上初のこと。優れた功績を残した彼女に対し、中国国内のみならず、世界中から称賛の声が寄せられました。

マラリアは、ハマダラカという蚊《か》によって媒介される感染症で、激しい悪寒《おかん》と高熱をもたらします。重症化すると、脳症、急性腎不全、出血傾向、肝障害などの合併症を発症し、最悪の場合は死に至ることもある恐ろしい病気です。

現在、**世界の人口の約4割がマラリアの危険にさらされており、年間3～5億人が感染し、そのうち約100万人が死亡している**と言われています。

マラリアは、エイズ、結核《けっかく》とならぶ三大感染症のひとつであり、長年致死的な病気の代表格として認識されていましたが、屠氏が世に送り出した抗マラリア剤がWHO（世界保健機関）に認可されて以降、死亡率は4～5割減ったそうです。

これはもう、「歴史的大偉業」と言ってもいいでしょう。

◆新しい医療の理想形

屠氏は、中医学の古い文献に記されていた急性病の応急措置法にひらめきを得て、この薬を開発することに成功しました。

患者さんを病から救うために、西洋医学の常識という型に収めようとせず、自由に研究を行ったことが奏功したのです。

西洋医学と中医学の良いところを引き出した素晴らしい発想であり、まさに〝新しい医療の理想形〟のひとつと言えます。

私は新しい治療薬を開発することがどれだけ大変かについて身をもって知っているので、彼女には惜《お》しみない拍手を送りたいです。

中国国内の一部では、この一件によって中医学の西洋化が進むことを危惧《きぐ》する声も上がったそうですが、決してそんなことはありません。

中医学の奥深さとポテンシャルの高さを世に知らしめるいいきっかけになったと、前向きにとらえるべきだと思います。

中医学はWHOにも認められている

◆WHOも重くみた中医学の広がり

中医学を認める動き、推奨する動きは、ここ数年で加速度的に強まってきています。補完代替医療が世界的に注目されるようになったことや、漢方薬を処方する西洋医学の医者が増えてきたことは、すでにお伝えした通りです。

そして2018年の春に、さらなる進展がありました。

WHOが、国際的に統計をとっている疾病・傷害・死因に関する分類体系の「国際疾病分類」に、東洋の伝統医療という項目を加えることを発表したのです。

それまでのWHOの医療統計には、アジア諸国で盛んな伝統医療の情報が反映されてきませんでした。

西洋医学に偏った情報のみが集められていたため、本当の意味で人類の疾病の実態を把握できずにいました。

中医学に対する注目度が高まってきたことを重く見たのか、WHOはついに「医療＝西洋医学」という世の常識に一石を投じたのです。

◆科学的検証が進む中医学

WHOの〝お墨付き〟をもらったことにより、中医学、ひいては漢方薬の評価は今後さらに高まっていくでしょう。

とくに漢方薬の有効性については、科学的に検証されていくケースが増え、「効果的」という認識が広まると思います。

西洋医学の専門家は、「漢方薬はエビデンスが乏しい」ことを理由に認めない姿勢をとってきましたが、その状況が一変するかもしれないのです。

ここから大事になってくるのは、医療関係者だけでなく、一般の方にも漢方薬の知識が広まり、利用しやすい状況がつくられること。

日本では現在、中国からの輸入に頼らず、一部の生薬の国産化が進められており、需要拡大に備えています。

にもかかわらず、113頁で触れたように漢方薬が保険適用から外されそうになった過去があるだけでなく、いまなお財務省では漢方薬の自己負担額引き上げについて議論がなされています。

いかに漢方薬が世界的に認められても、日本の政府の姿勢や体質が旧態依然としている現状では、前途洋々とは言えないのです。

「中医学＝漢方」の思い込みに注意！

◆中医学の漢方と日本の漢方は別物

私は本書の冒頭から、中医学と漢方（薬）を同列に扱いながら解説してきました。

ここでひとつ、誤解がなきように重要なことを念押ししておきます。

私の言う「漢方」に、日本国内で独自に伝えられてきた「日本漢方」は含まれないということです。

前述したように、日本の医者は本格的に漢方を学んできたわけではありません。8割を超える医者が漢方薬を処方しているという現実はあっても、真の意味で漢方医学を理解している人間はごくわずかです。

あえて大げさに言うなら、完璧に理解している医者は皆無に等しいと表現してもいいでしょう。

中医学の漢方は、患者さんの体質や症状に応じて、そのつどベストの生薬の組み合わせを考えていきます。

これに対し日本漢方は、製薬会社がうたう効能書きに従い、「この症状にはこの漢方薬」というパターンで対応するのが実情。付け焼刃の知識で、無責任に処方されているケースばかりなのです。

◆漢方薬でも誤った処方は、症状を悪化させる

漢方薬は、西洋医学の薬よりましとはいえ、まったく害がないわけではありません。場合によっては、激しい副作用が発生することもあります。

漢方に不案内な医者が、正確性に欠けるマニュアル通りに漢方薬を処方する。

これが、日本漢方の実態です。

私もこれまで、誤った治療法、不適切な薬の処方をたくさん見てきました。

例えば「当帰芍薬散《とうきしゃくやくさん》」は婦人病に効く妙薬として日本漢方の世界では重宝されています。この漢方薬は子宮の血流を増加させる作用があり、古くから、妊娠中の胎児の成長を促し、立派な赤ちゃんが生まれる手助けをしてくれる強い味方とされてきました。

しかしながら、**子宮筋腫《きんしゅ》や子宮内膜症の女性がこれを飲むと、症状を悪化させるリスクを抱えることになります。**

過去には、生理不順を訴える30代の女性が、とある大学病院の婦人科でこの薬を処方され、2年間飲み続けた結果、小さかった子宮筋腫の大きさが倍増してしまって、私のクリニックを訪ねてきたことがありました。

漢方医学に対する正しい知識を持たない医者にかかると、こんなトラブルに巻き込まれることもあるのです。


ほかにも、花粉症には「小青竜湯《しょうせいりゅうとう》」、疲れたら「補中益気湯《ほちゅうえっきとう》」、高熱が出たら「麻黄湯《まおうとう》」など、それが正解とは言えない不完全なマニュアルが、日本漢方の世界にはまん延しています。

◆知識を〝かじっただけ〟で処方していいものではない

本家の中国では、5年制の中医薬大学に入り、漢方医学の教育と臨床実習を徹底的に受け、試験に合格しないと中医学の医師免許を取得することができません。

そして、卒業後はさらに臨床教育が行われ、その後は国家認定の名医のもとで約3年間にわたってマンツーマンで指導を受けます。

このように、**10年近く漢方医学のことを深く学び続け、ようやく一人前として扱われる**のです。

知識をちょっとかじっただけで薬を処方できる日本漢方とは、天と地ほどの開きがあると言っていいでしょう。

中医学の漢方と日本漢方は、まったく別物の医学なのです。

あなたが漢方薬を処方してもらう際、その医者や薬剤師が中医学の漢方の正しい知識を持っている人間か？　あるいはそうでない人間か？　話を聞いてちゃんと見極めるようにしてください。

「これからすべて中医学で」、このあなたの極端な考えが寿命を縮める

◆医学には得意、不得意の分野がある

西洋医学の限界を理解し、中医学の素晴らしさと可能性を皆さんに知っていただくこと。

これが、本書を執筆したいちばんの目的です。

それゆえ西洋医学に対しては、かなり厳しい物言いを繰り返してきました。なかには、読みながら疑心暗鬼になってしまった方もいるかもしれません。

しかし、勘違いされるといけないので、これだけはフォローしておきます。

私は、西洋医学を完全否定しているわけではありません。

同時に、中医学がいっさい欠陥のないパーフェクトな医療とも思っていません。

西洋医学のほうが治療に適した病気、西洋医学でないと対処できない症状は、当然存在します。

お互いの短所をお互いの長所で補うことにより、理想的な医療が実現できるケースもあります。

中医学に関心を持ち、漢方薬への理解を深めていただくのは非常にありがたいことなのですが、「すべて漢方で」と考えるのは、逆に危険と言わざるを得ないのです。

そういう極端な思考は、寿命を縮めることにもつながりかねません。

◆白血病は西洋医学に頼るべき病

西洋医学に頼ったほうがいい病気の代表例は白血病です。

かつて女優の夏目《なつめ》雅子《まさこ》さんが白血病を患って27歳の若さでこの世を去り、その後も歌手の本田《ほんだ》美奈子《みなこ》さん、歌舞伎役者の十二代目市川團十郎《いちかわだんじゅうろう》さん、作家の池波《いけなみ》正太郎《しょうたろう》さんなど、多くの著名人の命も奪ってきた恐るべき病です。

白血病は、簡単に言うと血液のがんです。血液中に広まってしまったがん細胞を抹殺しないと、この病気は治りません。

がん細胞を抹殺するという行為を可能にするのは化学療法です。漢方ではそれができません。抗がん剤治療、放射線治療、免疫療法など、西洋医学の領域でのみ、白血病に対処することができます。

がん細胞だけでなく正常な細胞まで殺してしまう危険性がともない、激しい副作用に襲われ、仮に白血病が治っても免疫が抑制されてしまったことにより後年に別の病気やがんになりやすいなど、多くのマイナス要素を抱えていますが、放置すれば死に至りますので、生き長らえるためには化学療法に救いを求めるしかありません。

白血病の前では、さすがの漢方も無力なのです。

◆裏方に回ることで治療をサポート

白血病に対して漢方ができることは、病前、病中、病後のサポートの役割を担うことです。

ふだんから漢方薬を飲むことにより、がんになりにくい体質をつくり上げることはできます。

化学療法で胃腸などの正常な細胞が壊れてしまい、下痢や嘔吐《おうと》などの副作用が生じた際に、漢方薬で症状を和らげることもできます。

また、治ったあとに体を正常な状態に持っていくために、漢方薬を用いるのは効果的です。

このように、**漢方が〝裏方〟に回ることによって、症状を改善させられるケースもある**のです。

骨折したときなどは、整形外科で治療を受けながら適切な漢方薬を飲むと、骨折部位の骨癒合《こつゆごう》が促進され、治療期間が半減されることもわかっています。

西洋医学と中医学のハイブリッド医療。

疾病の種類によっては、それがベストアンサーになり得るのです。

体質改善をして将来の医療費の不安を消す

◆意識の持ち方で、病院に行く回数は減らせる

これを言うと自らの存在を否定することになるかもしれませんが、皆さんにとっていちばん幸せなのは、医者にまったくかからないこと、薬をいっさい飲まないことです。

生涯健康のまま天寿をまっとうする。

これが理想的であるということは、火を見るよりも明らかでしょう。

「そんなことは現実的ではない」

「生まれながらに体質が弱いので、健康を維持するのは難しい」

「どんなに注意していても、病気になるときはなってしまう」

確かにそうかもしれません。
現代社会において、それも医療先進国の日本で、一度も病院に行かず一生を終える人は皆無に近いと思います。

でも、最初からあきらめる姿勢はよくありません。ゼロにすることは無理でも、意識の持ち方や行動の仕方によって、その回数や度合いを減らすことはできます。それが医療費の削減をもたらし、将来に対する不安を取り除き、精神的な安定を導き、結果的に健康的な体をつくり上げていくことにつながっていくのです。

◆体質改善こそが病気を遠ざける第一歩

皆さんがまず考えるべきことは、体質の改善です。
病気になりやすいのなら、病気になりにくい体質にしていく。

この発想が大事と言えます。

適度な運動も好ましいですが、なにより重要なのは、食生活を見直すことです。

中医学には「薬食同源」という考え方があり、食べものによって体調を整え、病気になりにくい体質にしていく食事療法が確立されています。

体が熱を帯びているときは冷ますものを、冷えているときは温めるものを、余分な水分が溜まっているときはこれを取り除くものを、というように、偏りをなくして体のバランスを整えるようにするのです。

また、病気でなくても、ふだんから飲むことによって健康増進を促すことのできる漢方薬も存在します。こちらはタダというわけにはいきませんが、老後にかかり得る莫大《ばくだい》な医療費を抑えるための先行投資と考えれば、安い買い物になるかもしれません。

ここで今一度、病気にならない体質への改善を、真剣に考えてみてください。

第３章

中医学に頼るべき病

日本人の「失明原因第1位」緑内障は完治可能!

◆日本人に合わない治療をする西洋医学

現在、**40歳以上の日本人の20人に1人が緑内障にかかる**と言われています。緑内障は日本人の失明原因のトップに挙げられる目の病気で、恐ろしい病という印象を持たれている方もいらっしゃるでしょう。

視野が少しずつ狭くなっていくために気づかないうちに進行してしまうケースが多く、さらには高齢になるほど失明率が上がるのもやっかいな点です。

緑内障の原因は、眼圧が高くなることによって視神経に障害をきたすタイプと、眼圧が高くなくても視神経乳頭が脆弱《ぜいじゃく》なために発症するタイプ（正常眼圧緑内障）との、2つに分けられます。

欧米人の場合は、8割以上は前者。ストレスを受けることによって交感神経が緊張した状態になり、それが眼圧の上昇を引き起こすケースがほとんどです。よって西洋医学では、まずは眼圧を下げる目薬を使い、効果が見られない場合は、レーザー治療や手術によって対処します。

しかし、どれも対症療法であり、完治することはありません。

しかも、日本人の場合は7割以上が後者ですので、よりいっそう西洋医学では対処しにくい状況にあります。

だから、**治りづらい病気として認識されている**のです。

◆中医学なら完治も可能に

これに対し中医学では、緑内障は急性で5タイプ、慢性で3タイプ、合計8タイプの病態が存在するとし、それぞれに合った治療法を施します。

ストレスが原因なら、ストレスを取り除く生薬。

水分の貯留が原因なら、水分の排泄《はいせつ》を促す生薬。

網膜や視神経の脆弱性《ぜいじゃく》が原因なら、これらの組織を強化する生薬。

という具合に、診察によってその原因を特定し、ベストの漢方薬を飲み続けてもらうことによって治療していくのです。


私の経験上、眼圧が高いタイプの緑内障の場合、およそ2～3カ月の治療で眼圧は低下してきます。飲んでいる漢方薬は眼圧上昇の原因を根本から取り除いてくれるので、**完治させることも可能**です。

緑内障を患ったら、西洋医学ではなく中医学。より適性のある医療を受けることが、失明回避への第一歩となります。

Ⅱ型糖尿病は漢方薬でしっかりコントロールできる

◆Ⅰ型は西洋医学に頼るべき病

糖尿病は、血液中のブドウ糖濃度（血糖値）が、適正値よりも高い状態が慢性的に続く病気です。血液中のブドウ糖を細胞へ届けてくれるホルモン（インスリン）の分泌不足、あるいはその働きに異常が生じることによって起こります。

糖尿病のタイプは、おもにⅠ型とⅡ型の2つに分類されます。Ⅰ型は膵臓の疾患によってインスリンを生成することができなくなった結果、高血糖状態が続いてしまいます。その状態を放置しておくと死に至るケースもありますので、注射によって定期的に体内にインスリンを送り込まなければなりません。

インスリンが出なくなってしまった膵臓を、漢方薬でよみがえらせることはできませんので、Ⅰ型は中医学では治療不可。西洋医学に頼らざるを得ないのが現状です。

もう一方のⅡ型は、インスリンの分泌はあるものの働きが悪かったり（インスリン抵抗性）、インスリンの分泌量が減ったりすることで、血糖値が下がらなくなります。明確な原因はわかっていませんが、遺伝、運動不足、食べすぎなどがおもな要因と考えられています。

インスリン抵抗性は体質の問題ですので、西洋医学の薬で治すことはできません。運動不足の解消や食生活の改善以外に有効な手段がないのが、悩みの種となっています。

◆血糖値が下がりにくい体質を漢方薬で改善

しかし、中医学を用いれば、西洋医学では解決するのが難しいⅡ型にも対処することができます。
インスリン抵抗性、すなわち**インスリンが分泌されているのに血糖値が下がりにくくなっている体質を、漢方薬によって変えていける**のです。

人間はストレスを感じるとアドレナリンが分泌され、それが肝臓を刺激することによって、グリコーゲンからブドウ糖への分解を促進させます。同時に、血糖値を下げるホルモンであるインスリンの分泌が抑制され、血糖値が上昇します。
また、食べすぎの場合は、胃腸がオーバーヒートを起こします。そんな状態のときに、漢方薬によってこれらをクールダウンさせればいいのです。

Ⅱ型の特徴はインスリンがうまく機能してくれない点にありますが、漢方薬を効果的に服用すれば、その働きをコントロールすることができるのです。

中医学に頼るべき病 03

脳のコンディション調整で認知症は改善する

◆西洋医学の薬を飲んでいると逆効果の可能性も

中医学には、西洋医学ではとうてい太刀打ちできない得意分野がたくさんあります。

これまで紹介してきたなかで、おもだったものを挙げると、認知症、関節リウマチ、緑内障などです。

とくに認知症は、「はじめに」でお伝えしたように、私が中医学の道を志すきっかけとなった疾病。私の目の前で、認知症を患った高齢女性が、漢方薬を飲むことによってどんどん良くなっていき、正常な状態に戻っていく過程を見たときのインパクトの大きさは忘れることができません。

まさに、中医学の底知れぬポテンシャルに衝撃を受けた瞬間でした。

認知症は大きく分けて、脳がドライになって熱を帯びているタイプと、脳に水が溜まって機能が落ちているタイプの2つが存在します。そのいずれかを見極め、それぞれに適した対処法を施さなければなりません。

西洋医学の場合、認知症患者には一律、脳の伝達物質であるアセチルコリンを増やす薬を飲んでもらうことによって脳を活性化させ、改善を促そうとします。

しかし、それが逆効果になることも……。

脳がドライなタイプの認知症に対してそれをやると、「火に油」状態になってしまうからです。

しかも、認知症患者に自身の体の変化を正確に報告することを求めるのは困難ですので、副作用の有無さえもよくわかりません。

◆脳を本来のコンディションに戻す中医学の治療法

中医学では、すべての認知症を一緒くたに扱わず、どんなタイプのものであるかを判断するところから治療がスタートします。

薬によって強引に脳を活性化させて正常な状態にしようとするのではなく、**脳がおかしくなっている原因を見つけてそれを取り除き、本来あるべきコンディションに戻すようにする。**

これが中医学の基本スタンスです。

熱を持っているのなら冷ます効果のある漢方薬を。

水が溜まっているのならそれを外に排泄してくれる漢方薬を。

そうやって、脳がこれまで通りの働きをするように持っていきます。原因を元から取り除くことが目的ですので、治療がうまくいけば、物の見事に認知症は改善されます。

西洋医学の領域では〝奇跡〟のように思えることも、根拠に裏打ちされた方法によって、何度でも繰り返すことができるのです。

◆中医学の治療で介護負担さえも減る

認知症治療を中医学で行うメリットは、症状が改善されることだけにとどまりません。

まず、症状が改善されればそれ以上漢方薬を飲む必要がなくなりますので、単純に医療費を抑えることができます。

その点においては、多少の効果があったとしても、いつまでも薬を飲み続けることを強要される西洋医学とは大違い。トータルで見たとき、金銭面でかなりの差が発生することは、容易に想像できるでしょう。

もうひとつ、患者さんのご家族の介護負担を削減できる点が大きいです。認知症患者の介護には、精神的にも肉体的にも、多大な負担が強いられます。施設に入ってもらうにしても、莫大な費用がかかります。

でも、症状が改善されれば問題なし。そういった数々の負担に、悩まされずに済むようになるのです。

もしも家族の誰かが認知症になってしまったらどうするか？

選択すべき道は、目の前にしっかり用意されています。

99歳女性の心不全が完治、見違えるほど元気に

健康診断で異常がなくても起こる心不全

中医学の得意分野はまだまだあります。認知症、関節リウマチ、緑内障だけではない。西洋医学をはるかに凌駕する治療法によって対処できる病気は、数限りなく存在します。

心不全もそのうちのひとつ。西洋医学では、副作用のある強心剤を用いるのが一般的ですが、中医学なら、副作用の危険性のない漢方薬で治療することが可能なのです。

心不全は心臓の筋肉が弱くなることによって、心臓から血液を全身に送り出す機能が低下してしまう病気です。高齢者に多く見られ、おもに心筋梗塞、心臓弁膜症、高血圧などが原因で発症します。

しかし最近では、若年層でも心不全になる方が散見されるようになりました。特殊な持病がないうえに、健康診断でも「心臓に異常なし」と言われ続けてきたにもかかわらず、突然この病に襲われるケースが増えてきているのです。

おもだった原因は、精神的なストレスによる交感神経異常、睡眠不足、運動不足、塩分過剰摂取など、生活習慣に起因するものとされています。

◆心不全がもたらす体への影響は計り知れない

心不全の代表的な症状は、動悸、息切れ、呼吸困難、むくみ（急激な体重の増加）などで、病状が進行すると、平坦な道を歩いているだけで息苦しさに見舞われるほどになります。

それ以外にも、疲労を感じやすくなったり、脱力感や倦怠感を覚えたり、冷や汗をかいたり、頭がぼーっとしたり、物忘れがひどくなったり。

さらには、手足の末端が青白くなる四肢《しし》チアノーゼや低血圧を招くこともあります。

食欲不振、吐き気、嘔吐、便秘などの症状を引き起こすこともあり、心不全がもたらす体の不調は計り知れません。

慢性心不全はこのような状態がずっと続くため、生活上のあらゆる場面で不都合が生じ得ます。

もちろん、心臓は人間が生命を維持するための最重要器官ですので、著しく機能が低下すれば死につながるケースも出てきます。

健康的で豊かな生活を送るためには、心不全に対して無策で臨むわけにはいかないのです。

高齢女性の心不全を鮮やかに治した漢方薬

中医学では、個々の心不全の原因を突き止めて、それを取り除くことのできる生薬のコンビネーションを考えていきます。

心臓の筋肉を強くする生薬。利尿作用のある生薬。こういったものを複数組み合わせて、心不全に真っ向勝負を挑むのです。

漢方薬はどんな原因にも対処することができますが、なかでも**心臓の筋肉を強くする生薬は威力絶大。**1カ月間飲み続ければ、ほとんどの方が圧倒的な効果を実感できます。

年齢や性別、原因にかかわらず、オールラウンドに治療できる点が、漢方薬の最大の強みなのです。

あれは確か2014年のことだったと思いますが、こんな出来事がありました。私のクリニックに、心筋梗塞のあとに心不全を発症した99歳の女性が来院したのです。私はただちに、彼女にとってベストの治療法を考え、強心効果が期待できる組み合わせの生薬を処方しました。

すると……。

数カ月後に、彼女は見違えるように元気になりました。

高齢女性の心不全をも鮮やかに治す、底知れぬ力を秘めた漢方薬。**中医学の〝辞書〟に、「高齢すぎて対処法がない」という文字は存在しない**のです。

質の高い生薬は骨粗しょう症すら治す

◆中医学に救いを求めた2人の女性

時間をかけて診察を行い、病状とその原因を特定する。
そして、その診断結果に基づいて生薬の組み合わせを考え、効果が期待できる漢方薬を処方する。

これが中医学の治療法の基本にして大原則です。診断と処方の両方、あるいはいずれか一方が間違っていたら、治療は成功しません。
逆に言うと、診断と処方が的確であれば、自ずと治療が成功する確率は高まります。

しかし、ごくまれに診断も処方も間違いないのに、病気の症状がいっこうに良くならないケースに遭遇することがあります。

いまから具体例を挙げて説明しましょう。


数年前、私はこんな経験をしたことがあります。

首や腰に痛みを訴える初老の女性が2人、私のクリニックを訪れました。整形外科でMRIやCTの検査を行ったところ、脊椎《せきつい》に異常はなかったと言います。2人とも骨密度の低下が認められる、骨粗《こつそ》しょう症でした。

整形外科では鎮痛剤のみ処方されるも、まったく痛みが引かないので中医学に救いを求めてきたとのことです。


早速、2人には栄養と血液を供給する漢方薬を処方しました。

ところが、3カ月服用しても症状は改善されません。診断も処方も間違っていないのに、です。

私は首を傾げ、その原因を考えました。

◆生薬の質を変えて骨密度が上昇

真っ先に疑いの目を向けたのは、生薬の質です。私がこのとき使用していた生薬が粗悪だったり、安物だったりというわけではありませんが、最上のものは使っていませんでした。

生薬は、その質の良し悪しによって得られる効果に大きな差が出ます。よって、そこに原因があるのでは、と考えたのです。

私はすぐに、生薬を日本国内で入手できる最高級のものに変えて、2人に飲んでもらうようにしました。

すると、これがズバリと当たって、2人とも1カ月後にはほとんど痛みを感じなくなりました。

２カ月後には、体がひどく疲れているとき以外に痛みはなくなり、**３カ月後には明らかに骨密度が上昇していることが確認できました。**

少々遠回りをしてしまいましたが、最終的には、西洋医学で治せなかった骨粗しょう症を中医学で治すことができたのです。

◆同じ種類の生薬でも、質が悪いものは効果なし

本稿の冒頭で述べたように、治療が成功するためには、診断と処方が正しいことが絶対条件です。

加えて、この２人の女性の例のように、処方に用いる生薬の品質も大きく影響してきます。

すべての条件が完璧に揃えば、漢方薬はいかなる難病にも立ち向かうことができる――その事実を認識していただけたのではないでしょうか。

中医学の専門医は、生薬の良し悪しを鑑別できる眼を持っていないと務まりません。

同じ種類の生薬でも、粗悪のものはまったく効果がないのです。

それまで服用していた生薬では効果が感じられなかったのに、ワンランク品質を上げたとたんに病気が治った、という例は多々あります。

生薬は植物、動物、鉱物などからつくられており、それぞれ独自の味わいがあります。上質の食品がおいしいのと同じように、上質な生薬はおいしい。そして、おいしい生薬はよく効きます。

これが生薬、ひいては漢方薬をめぐる真実なのです。

16年間治らなかった重症喘息が消失した！

◆重度の喘息患者を救え

中医学の治療は、ときにこちらの想像を超えるような効果を発揮することがあります。ある病気の治療を行っていたら、その病気が治るだけでなく、副産物的に別の症状まで良くなるケースがあるのです。

私はかつて、小児喘息《しょうにぜんそく》の既往《きおう》があり、60歳を過ぎてから重度の喘息を患って入院治療を繰り返していた76歳の女性を診たことがあります。

血圧は上が170で下が90とかなり高い数値でした。

それが影響したのか、髪の毛は真っ白で、眉毛がすべて抜け落ちてしまっている容姿も印象に残りました。

喘息には肺が熱を持った状態のタイプと冷えた状態のタイプの２つが存在し、前者なら熱を冷ます効果のある漢方薬を、逆に後者なら温める効果のある漢方薬を処方します。関節リウマチや認知症と同じ方法です。

この女性は、老化による肺や胃腸の乾燥があったところに、ストレスによる神経性炎症が肺に及んだことが喘息の原因だったので、私は熱を冷まして乾燥を潤し、神経の興奮を鎮める作用を持った漢方薬を処方しました。

◆喘息以外も治してしまった漢方薬

服用をスタートしてから間もなくして、喘息の発作は完全におさまりました。血圧は上が１４０で下が80とすべてが正常値の範囲にまで下降。さらには、持病だった腰痛まで改善。

治療は大成功に終わりました。

そして、驚くのはここから。**この女性には、治療後にそれ以外にも体に変化が見られた**のです。

なんと、真っ白だった頭に、黒髪が生えてきたではありませんか。そしてしばらくすると、後頭部はほとんど黒髪に覆われた状態に。さらに、抜け落ちてしまっていた眉毛までもが生え揃うという、信じがたい光景を目の当たりにすることになったのです。

喘息が完治し、若返りまでもたらし、治療後15年経っても病気の再発はなく、血圧も正常のまま。

中医学は、こんな〝ミラクル〟をも起こしてくれるのです。

胃潰瘍の治療は中医学の独壇場

◆胃潰瘍は中医学に任せろ

ストレスがおもな発症原因になっている病気も、中医学は得意にしています。とくに胃《い》潰瘍《かいよう》や十二指腸潰瘍などは、西洋医学には不向きのジャンル。**はっきり申し上げて、中医学の独断場です。**

胃潰瘍や十二指腸潰瘍は、ストレスで血管がキュッと締まり、胃腸の細胞が酸欠を起こすことによって発症します。

ストレスを抱えると、緊張して全身が縮こまりますよね。

もちろん、筋肉だけでなく血管も収縮する。すると、血液がスムーズに流れなくなり、酸素がその先の組織に届きづらくなる。結果、細胞が酸欠状態になって死滅《しめつ》し、出血する。

これが、漢方医学における胃潰瘍や十二指腸潰瘍の起こる仕組みです。

治療法は、なにはともあれ血液の流れを良くすることであり、まずは縮こまった血管を広げてあげることが重要になります。

血管を広げること自体は、西洋医学の薬を使っても、漢方薬を使っても行えますので、両者に大きな差はありません。

が、問題はその先にあります。

◆西洋医学の薬では不十分

西洋医学では、麻酔《ますい》をかけることによって胃壁の平滑筋《へいかつきん》を麻痺《まひ》（弛緩《しかん》）させ、血管を広げる治療法を採用します。

でも、それだけでは不十分。血管を広げるだけで、血流を良くすることまではできないからです。

ここが西洋医学の限界。

薬によって胃潰瘍や十二指腸潰瘍を治すことはできません。

一方、漢方薬ならば血管を広げることだけにとどまらず、血液の流れをスピードアップさせることができます。

適切な漢方薬を服用することによって、血管が広がり、血流が良くなり、胃腸に十分な酸素が行き届くようになり、潰瘍がみるみるうちに小さくなり、痛みを感じなくなっていくのです。

西洋医学で使う麻酔は、言うなれば麻薬で、受けるダメージは大きい。

漢方薬ならば、きちんと治るうえに副作用もほとんどない。

どちらを選ぶかについて、あえて言及する必要はないでしょう。

眠りを妨げていた耳鳴りが完全消失

◆原因を特定できない自分を棚に上げる医者たち

原因がわからず、病名が特定できない。

こんな状況に直面したとき、西洋医学では「手立てなし」「治療不可」という判断を下します。

「現代の医療技術では対処できません」

こんなセリフを、医療ドラマなどで聞いたことがあるでしょう。

なかでもたちが悪いのは、病気の原因を特定できない自分を棚に上げて、あたかも患者さん自身に責任があるかのような診断結果を口にする医者です。

「老化現象のひとつですから、仕方がないでしょう」

「生活のリズムを改善しないと、症状は良くなりませんよ」

本当にそれが原因のすべてなの？

医者からこう言われて、不信感を抱いた経験のある方もいらっしゃるのではないでしょうか。

中医学では、このように、まるで門前払いでもするかのような、突き放した診断を下すことはありません。

患者さんが不調を訴えているのだから、必ずなにかある。

そう考えて、時間をかけて問診をしながら原因を探っていきます。

そして、「これで間違いない」あるいは「おそらくこうであろう」という結論を導き出します。

◆来院した、耳鳴りがひどくて寝られない男性

何年か前に、「夜中に耳鳴りがうるさくて寝られない」という悩みを抱えた73歳の男性が私のクリニックに来院されました。

かかりつけの耳鼻科《じびか》の医者に、まるでマニュアルを棒読みするかのように「老化現象だから仕方がない」と言われたそうです。

耳鳴りの原因は老化現象？

本当にそれだけでしょうか？

答えは「否」です。**耳鳴り（難聴も含む）には5つのおもな原因があり、ちゃんと調べればどれに該当するかがわかります。**

そして中医学では、タイプごとの治療法がしっかり確立されています。

①耳に供給される栄養やエネルギーの不足
⇓エネルギーを補給し、胃腸の働きを強化する漢方薬
②耳への血流の停滞
⇓血液を増やし、血流を良くする漢方薬
③自律神経の乱れ
⇓神経系の熱を冷まして、ストレスを取り除く漢方薬
④余分な水分（痰濁《たんだく》）による障害
⇓溜まっている水分を除去する漢方薬
⑤外因性の炎症
⇓患部の熱を冷まして、炎症を鎮める漢方薬

◆耳鳴りが消失。その後、再発なし

診察の結果、この患者さんの耳鳴りの原因は、加齢による五臓六腑の代謝の低下、脳の血流不足、耳の神経の軽い炎症であることが判明し、私は耳鳴りに効果のある鉱物性の生薬と、14種類の植物性の生薬を組み合わせて漢方薬を処方。治療に当たりました。

最初の1カ月は効果がなかったものの、もう1カ月継続して飲んでもらったところ、耳鳴りの症状は消失。治療が完了しました。そして、その後耳鳴りは再発していないそうです。

このように、西洋医学の耳鼻科医がさじを投げた高齢者の耳鳴りでも、中医学なら治すことができます。

「現代の医療技術では対処できません」
これは単に、本当の医療というものを理解していないだけなのです。

第4章

一生健康に長生きするための心得

「病名探しの旅」に出てしまう患者になるな

なぜ病名にこだわるのか

冒頭から再三にわたってお伝えしてきているように、西洋医学では症状の原因を特定し、病名をつけることができない限り、病気と診断されません。

病名がなければ病気じゃないと考えるのは患者さんも同じ。

我が国は長らく「医療＝西洋医学」が常識とされてきましたので、知らず知らずのうちに、医療関係者以外の人々にもまったく同じ感覚が植えつけられてしまっています。

病名が判明しないと不安になる。

大げさな方になると、「原因不明の難病で死の危険性もあるのでは」と、どんどんネガティブな方向に考えてしまう。

できるだけ大きな病院に行って、精密に検査してもらう。

そこでダメなら、もっと有名かつ大規模な病院へ……。

これまで私は、そんな患者さんをたくさん見てきました。

なぜ、そこまで病名にこだわるのだろう?

いつも不思議に思いますが、日本の医療界がそうさせてきてしまった一面もあるので、仕方のないことなのかもしれません。

でも、それは今日でおしまいにしましょう。

あてのない「病名探しの旅」は無意味以外のなにものでもないのですから。

◆体が感じている違和感を優先する

読者の皆さん、とくにこのような行為に心当たりのある方は、ここで一度胸に手を当て、冷静になって考えてみてください。

肝心なのは病名を特定することではありません。あなたが体の不調を訴えているという事実と、それを治す方法を探すことのほうが、なによりも重要なのです。

そもそも検査自体が不要かもしれません。にもかかわらず検査を繰り返すと、体にさらに負担をかけることになります。時間もお金もかかります。

仮に病名を特定できても、その病気が治る保証はどこにもありません。対症療法しか講じられない西洋医学ならなおのことです。

そんな暇があるのなら、**あなたが抱いている体の違和感、感じている症状について、しっかりと耳を傾けてくれる医者を探すことに労力を使ってください。**

親身になって相談に乗ってくれる医者。
病名がわからずとも、効果的な治療法を考えてくれる医者。
探せば見つかると思います。
西洋医学の世界にも、そんな患者さん思いの医者は必ずいるでしょう。

◆最初に頼るべき医療はどっち？

しかし、そもそもがすぐに病名を特定できないような症状の病気。どんなに患者さん思いの医者でも、西洋医学ではその病気を治すノウハウを持ち合わせていない可能性が大いにあります。

そんなとき、**強い味方になってくれるのが中医学の医者**です。

中医学は時間をかけて問診することとありきの医療ですので、患者さんが納得のいくまで話を聞いてくれます。

しかも、病名がわからなくても、その症状を取り除くことのできる治療法を導き出せるケースがほとんどです。

このように、西洋医学と中医学とでは、病気というものに対する考え方や定義がまったく異なります。

病名がつかないと治療をはじめられない医療と、病名がつかなくても治療を行える医療。あなたはどちらを選ぶべきでしょうか?

「なんとなく調子が悪い」を放置するな

◆不定愁訴も立派な病気

「不定愁訴《ふていしゅうそ》」という言葉をご存知でしょうか？

これは前項とも関連する話なのですが、患者さんが体の不調を訴えるも、検査をしても客観的な原因を特定できない状態を指す医療用語です。

西洋医学のガイドラインに則れば、不定愁訴は病気とは認められません。

そんな背景がありますので、なかには「病気でもないのに弱音を吐いている自分が情けない」と卑下する方がいます。

また、病名のつかない体の不調は周囲の理解を得づらいので、職場や学校などで辛い思いをした経験のある方もいらっしゃるかもしれません。

中医学の見地に立って言わせていただくと、**不定愁訴は立派な病気**です。

西洋医学の技術や常識では原因を特定できないだけで、必ずどこかに不調の要因はあります。

違和感を覚えている箇所と、原因となっている箇所が離れているケースもあります。

それを見つけて治療してこそ、真の医療と言えるのではないでしょうか。

◆「なんとなく調子が……」は悩まず病院へ

いつもよりも食欲がない。

常に頭がぼーっとする。

なかなか疲れが抜けない。

ちょっとしたことでイライラする。


こういった症状がしばらく続くようなときは、悩むことなく、すぐに医者に頼ってください。

高熱が出ていなくても、激しい頭痛や腹痛がなくても、日常生活を問題なく送ることができていても、です。

その際、西洋医学の医者は不定愁訴として真正面から向き合ってくれない可能性がありますので、中医学の医者を訪ねることを推奨します。


もしかしたら、大きな病気の予兆かもしれません。あるいは、うつ病につながる一歩手前の状態ということもあり得ます。

「なんとなく調子が悪い」は、絶対に放置してはいけないのです。

食品はすべて薬である

◆食生活にこそ医療の基本がある

ナスやキュウリを食べると、体が冷えます。

一方、ショウガを食べると、体が温まります。

また、牛肉が胃腸の働きを活性化させる作用を持つのに対し、豚肉は乾燥した体を潤す機能を備えてます。

マグロには滋養《じよう》強壮の効果があります。


このように、野菜、肉、魚など、すべての食品は、人間の心身になんらかの影響を及ぼす力を持っており、それを薬理作用と呼びます。

自然界に存在する植物、動物、鉱物などの物質（生薬）のみで構成される漢方薬は、言うなれば食品のひとつです。

この世に存在する食品はすべて薬で、そのなかでとくに薬理作用の強いものが漢方薬。

これが中医学の考え方で、古来、食生活にこそ医療の基本があるというスタンスをとってきました。

食事のメニューや食材の組み合わせを考えれば、病気になりにくい体、健康的な体をつくり上げることはできるのです。

◆考えるべきは「薬理作用」

西洋医学の医者や栄養士は、食品に含まれる成分の栄養学的知識には明るいですが、それぞれの薬理作用については熟知していません。

「炭水化物は1日○○カロリー以内に抑えてください」
「1日△△グラム以上のタンパク質を摂りましょう」

このように指導することはあっても、具体的にどの食品を控えるべきか、またどの食品を摂取すべきかについては言及しないのが実情です。

同じタンパク質でも、肉と魚では体に及ぼす影響（薬理作用）が大きく異なるにもかかわらず……。

例えば炭水化物であれば、パン（小麦）はイライラしている人の気持ちを和らげる効果がある一方、ごはん（米）には同等の効果が認められません。同じ炭水化物、同じカロリーでも、薬理作用はその食品によって大きく異なります。

薬理作用を考慮しなければ、食生活で体調を上手にコントロールすることはできません。体重を落としたり、体内のなんらかの成分の数値を下げたりすることはできても、心身ともに元気な状態に持っていけるとは限らないのです。

◆人の体は不足しているものを欲する性質がある

本書のメインテーマではないうえ、紙幅の都合もあるので「この食品にはこんな効果がある」ということを、リスト化して詳細にお伝えすることはできませんが、食品の薬理作用については、インターネットや関連書物で多くの情報が入手できるので調べてみてください。

そうすれば、いまの自分にはなにが必要かということを、皆さん自身で考えることができ、スーパーで買い物をする際や、飲食店でメニューを注文する際に、その知識を活かすことができるでしょう。

また、**人間の体というものはとてもよくできていて、その時点で不足しているものを欲する性質を持っています。**

五臓六腑が「いまはこれを食べるべき」「これを食べると調子が良くなる」ということを理解しているのです。

よって、食べたいものを食べるというのも、効果的な方法と言えます。

胃腸が弱っているから、さっぱりしたものがいいな。

夏バテ気味なので、お肉をたくさん食べて元気になりたい。

そんな、あなたの〝本能〟を信じてみてください。

もちろん、暴飲暴食は論外ですが……。

糖尿病には「スイカ」がいい

◆スイカの成分が肺や胃腸の熱を冷ます

食品のなかには、人々に持たれているイメージと、その食品が持っている薬理作用に乖離《かいり》が見られるものもあります。

代表例のひとつとして紹介したいのがスイカです。

スイカと言えば、赤々としてみずみずしい果肉が特徴の果物で、糖度の高い種類もたくさんあります。

甘い物がＮＧという生活を送っている方には、なるべく摂取を控えるべき食品にうつるかもしれません。

ところが、そんなイメージとは裏腹に、**スイカは糖尿病に有効**なのです。

中医学では、糖尿病はいくつかのタイプに分類されるのですが、そのうち肺や胃腸に熱を持ったタイプの糖尿病に対して効果的に機能してくれます。

スイカに含まれる成分が肺や胃腸の熱を冷まし、乾燥を潤してくれるのです。

漢方薬ではないので劇的な効果が期待できるわけではありませんが、サポート役、フォロー役としては極めて優秀と言えます。

糖尿病にはスイカ。

これはぜひ覚えておいてください。

◆糖尿病予備軍もスイカで予防

そしてもちろん、治療だけでなく予防にも効果を発揮してくれます。

検査結果の数値的に糖尿病になる恐れのある方は、日ごろからスイカをよく口にすると、糖尿病になりにくい体をつくることができるのです。

スイカに限らず、肺や胃腸に熱を持ったタイプの糖尿病に、果物や野菜は比較的有効で、果物では、キウイフルーツ、バナナ、桃、イチゴ、イチジクなど、野菜では、ゴボウ、アロエ、ニガウリなどが、血糖値の上昇を抑える役割を果たしてくれると言われています。

中医学は、摂取する食品によって心身の状態を整え、体を正常に保つことを目指す医療です。

漢方薬を服用せずとも、食生活を見つめ直すことによって、自ら実践することができる——。

そのことを日々、忘れないようにしてください。

食の欧米化がもたらすリスクと未来とは?

◆近い将来、日本人は大腸がんだらけになる

日本人の食生活は、ここ数十年で劇的に変わりました。もっとも顕著な変化は、洋食の料理が食卓に並ぶケースが増えたことです。

家庭料理だけでなく、洋食系の飲食店も街中に存在するようになり、我々の生活に完全に溶け込みました。

これにより、日本人が口にする機会が急増した食材があります。

それは、肉と油です。

和食は魚と野菜が中心で、油は控えめ。まさに好対照のスタイルの料理が、日本人の食生活に浸透してきたのです。

肉と油は胃腸に大きな負担をかけますので、体が受ける影響は小さくありませ

ん。なにより、高脂肪食と低食物繊維《しょくもつせんい》食が引き金となる大腸がんの発症リスクを高めました。

１９９０年代前半の日本人のがん死亡数は、胃↓肺↓大腸の順でしたが、いまでは肺↓大腸↓胃となり、**近い将来、大腸がんが１位になることは確実視されています。**

◆オススメは東南アジアの料理

食の欧米化により、ただでさえ胃腸が弱くなってきているのに、最近は気候の亜熱帯化がそれに追い打ちをかけるようになりました。

湿気が体に入ってくると、胃腸の働きが悪くなります。このまま暑くてムシムシした気候が続けば、状況はさらに悪化することでしょう。

胃腸を強化し、大腸がんの発症リスクを抑えるためには、ただちに食生活を変えていかなければなりません。

第一に油を控えること。

そして、食物繊維を多く摂ること。

この2つは必須となります。

もちろん、かつての日本人のように和食中心の食生活に戻すことも悪くはありませんが、**真っ先にオススメしたいのは東南アジアの料理。**同じ湿気の多い国でも、ベトナムやタイの人々は胃腸が弱くありません。彼らの国の料理には、水気を飛ばす作用のあるスパイスが多く含まれているからです。

なにはともあれ、本項を読んでドキッとした方は日々の食生活を見直しましょう。それが、あなたの未来に幸福をもたらしてくれるかもしれないのです。

おわりに

〝本当の漢方〟があなたを救う

病気を完全に治す方法を見つけたい。

医者を志すことを決意した高校生のときに抱いたこの思いは、実際に医者となり、数十年のキャリアを積んだいまでも変わらず持ち続けています。

1人でも多くの患者さんを、病気の苦しみから救ってあげたい。
これが、私の偽《いつわ》らざる本音です。

本書では【西洋医学の限界】をテーマに、西洋医学が抱える弱点や問題点、中医学にしかできないことを中心にお伝えしてきましたが、病気が完治する方法があるのなら、どんなことでも採り入れるべきだと思っています。

医学を東西で隔《へだ》てる時代は終わりました。

いいとこどり。コンビネーション。ハイブリッド。

この世に存在するすべての医学の知識や技術を総動員して、ベストの医療の実現を目指すことが、我々医者に課せられた使命であると確信しています。

そのためには、どんな努力も惜しみません。

治療を受ける立場の皆さんも、これまで抱いてきた医療に対する常識を、改めていただけるとうれしく思います。

とくに強調したいのは、漢方薬のパワーです。

「あやしい」「効かない」という誤解や偏見は、もう持たないようにしてください。

漢方薬は信頼できるうえに、よく効きます。

「この病気にはこの漢方薬」という日本漢方の方式ではなく、個々の性別、体格、体質、体調、病気の症状に合わせ、オーダーメイドで処方される〝本当の漢方〟を一度体感すれば、確実に世界観が変わるでしょう。

興味のある方は、専門知識のある医者や薬剤師のもとを、ぜひ訪ねてみてください。

最後に、いまの私なら高校生のときにかかった原因不明の難病を治すことができます。

そう自信を持って言えるのは、西洋医学と中医学を両方学んできたからこそなのです。

岡部漢方内科　院長　岡部哲郎

岡部哲郎（おかべ・てつろう）

東京大学大学院医学部客員研究員。

1948年生まれ。群馬県出身。元東大大学院医学系研究科漢方生体防御機能学講座特任教授。元日本東洋医学会常務理事。

高校時代に原因不明の難病にかかり、いまの医療では病気を治せないことを身をもって経験する。治療法を自ら編み出さなければならないと、医師を目指すことを決意。東大医学部に入学し、東大病院にて当時最先端の抗がん剤研究・開発に約20年間携わる。

だが、一定の成果が出たところで、再び西洋医学の限界にいき着き、新たな道を求め、中国伝統医学の高名な漢方医・林天定一門に師事。目の前でアルツハイマーの患者が、処方された薬を飲んで徘徊しなくなったという、驚きの結果を目の当たりにし、東大大学院医学系研究科漢方生体防御機能学講座にて、中医学の研究を行なった。東大病院を退職後、渋谷にあったクリニックを経て、現在は西洋医学をベースに中国伝統医学による自由診療を行なう岡部漢方内科で、主に西洋医学では根治不可能な難病の治療にあたる。とくに緑内障の治療に関しては、医者から見離された患者の視野を回復させ、さらに完治させるという驚きの成果を上げている。

また、東大大学院医学部に客員研究員として復帰し、中医学の研究に携わる。海外の医学会で多数論文を発表し、中医学の啓蒙活動も行なっている。

岡部漢方内科 お問い合わせ
http://okabesystemsmed.com/

西洋医学の限界
なぜ、あなたの病気は治らないのか

発行日　2019年9月2日　第1刷

著者　　岡部哲郎

本書プロジェクトチーム
編集統括　柿内尚文
編集担当　小林英史、大住兼正
企画協力　吉川勝博
編集協力　岡田大
デザイン　鈴木大輔、仲條世菜（ソウルデザイン）
校正　小山田花子（OT EDIT）
DTP　G-clef

営業統括　丸山敏生
営業担当　熊切絵理
プロモーション　山田美恵、林屋成一郎
営業　増尾友裕、池田孝一郎、石井耕平、大原桂子、桐山敦子、綱脇愛、渋谷香、寺内未来子、櫻井恵子、吉村寿美子、矢橋寛子、遠藤真知子、森田真紀、大村かおり、高垣真美、高垣知子、柏原由美、菊山清佳

編集　舘瑞恵、栗田亘、村上芳子、堀田孝之、菊地貴広、千田真由、生越こずえ、名児耶美咲
講演・マネジメント事業　斎藤和佳、高間裕子、志水公美
メディア開発　池田剛、中山景、中村悟志
マネジメント　坂下毅
発行人　高橋克佳

発行所　株式会社アスコム

〒105-0003
東京都港区西新橋2-23-1　3東洋海事ビル
編集部　TEL：03-5425-6627
営業部　TEL：03-5425-6626　FAX：03-5425-6770

印刷・製本　中央精版印刷株式会社

Printed in Japan ISBN 978-4-7762-1029-0